젊어지는 스위치를 켜라

젊어지는 스위치를 켜라

매끈한
피부부터

요요 없는
다이어트까지

이케타니 도시로 지음
나지윤 옮김

향기
책방

나이를 20년 젊게 되돌리는
기적의 '회춘' 다이어트

여러분은 혈관 상태가 외모에 영향을 미친다는 사실을 알고 계셨나요?

신종 코로나바이러스 감염증(COVID-19)이 전 세계를 휩쓸고 지나간 뒤 어느새 5년이라는 시간이 흘렀습니다. 그동안 우리는 코로나와 더불어 살아가는 법을 몸으로 익히며 오늘에 이르렀지요. 전례 없는 팬데믹을 지나온 지금, 우리는 그 어느 때보다 건강의 소중함을 절실히 깨닫게 되었습니다. 이러한 때에 혈관 전문의로서 저는 건강을 지키는 데 무엇보다 혈관이 가장 중요하다는 이야기를 해 보려고 합니다.

이 책이 전하고자 하는 핵심은 크게 두 가지입니다.

첫째, 혈관 건강(동맥경화)이 각종 질병과 어떤 관계가 있는가?
둘째, 혈관 나이(동맥경화도)가 우리의 겉모습에 어떤 영향을 미치는가?

즉, 혈관은 우리의 건강 전반에 직접적인 영향을 미치고, 무엇보다 우리의 '외모 나이'는 '혈관 나이'가 결정한다는 사실입니다.

원래 우리의 혈관벽은 부드럽고 탄력 있으며, 안쪽이 매끈해 혈액이 막힘없이 흐릅니다. 그러다 세월이 흐르면서 동맥경화가 진행되면 혈관벽이 점점 딱딱해지고, 안쪽에는 '플라크(plaque)'라고 불리는 작은 혹이 생기기 시작하지요.

왜 이런 변화가 일어날까요? 이유는 단순합니다. 우리가 나이를 먹는 만큼 혈관도 함께 늙어 가기 때문입니다. 여기에 생활 습관병, 흡연, 수면 부족, 스트레스 등이 더해지면 그 속도는 훨씬 더 빨라지지요.

흔히 말하는 혈관 나이란 실제 나이에 비해 혈관이 얼마나 굳어 있는지를 나타내는 지표로, '동맥경화도'라고 표현합니다. 손끝이나 팔다리에 센서를 부착해 맥파(脈波) 속도를 측정하면 혈관 나이를 비교적 간단히 알 수 있습니다. 혈관이 건강하다면 혈관 나이는 실제 나이와 비슷하게 나타납니다.

하지만 동맥경화가 빠르게 진행된다면 어떨까요? 실제 나이는 20~30대라도 혈관 나이는 50~60대로 나타날 수 있습니다.

혈관 나이가 많다는 것은 우리 몸속 37조 개의 세포가 충분한 혈류를 공급받지 못한다는 뜻입니다. 특히 피부로 가는 혈류가 원활하지 않으면 실제보다 나이 들어 보이는 원인이 되지요. 반대로 혈관 나이가 젊다면 겉으로도 어려 보일 뿐 아니라 장기 기능도 건강하게 유지됩니다.

또 하나 기억해 둘 점이 있습니다. 혈관 나이는 자율신경, 즉 교감신경과 부교감신경의 영향을 받습니다. 긴장하거나 스트레스를 받거나 잠이 부족하면 교감신경이 우세해지면서 혈관이 수축하고 혈압이 올라갑니다. 이런 상태가 계속되면 혈관벽이 점점 딱딱해져 혈관 나이가 많아지고 혈류도 매끄럽게 흐르지 못하게 됩니다.

결국 동맥경화 때문에 혈관벽이 굳어지는 경우든, 스트레스로 인해 일시적으로 혈관이 조여드는 경우든, 모두 혈류를 악화시키는 원인이 되는 셈입니다.

예전에는 한번 늙은 혈관은 되돌릴 수 없다고 여겼지만 지금은 다릅니다. 나이에 상관없이 혈관 나이를 다시 젊게 만들 수 있다는 사실이 과학적으로 입증되었지요. 희망적이지 않나요?

2부에서는 제가 직접 경험한 다이어트 과정을 토대로 내장 지방을 줄이고 혈관을 젊게 되돌리는 생활 습관을 소개합니다. 20년 넘게 매일 실천하며 다듬어 온 22가지 방법, 저는 이것을 '20년 더 젊어지는 기적의 혈관 다이어트'라고 부릅니다.

원칙은 단 세 가지입니다.

무리하지 않는다.
참지 않는다.
꾸준히 한다.

이 세 가지를 지킬수록 몸은 한결 가벼워지고 기분도 밝아지며, 주변에서 바라보는 시선까지 달라집니다. 게다가 비용도 거의 들지 않으니, 이보다 효율 높은 투자는 없으리라 자부합니다.

혈관이야말로 내 몸을 젊어지게 만드는 스위치입니다. 혈관 스위치가 켜지면, 피부에 생기가 돌고 머릿속이 맑아지고 몸의 맵시가 살아납니다. 이 책에서 소개하는 간단한 '혈관 다이어트' 습관을 꾸준히 실천해서 여러분의 몸속 혈관 스위치를 켜시기 바랍니다.

이케타니 도시로

혈관 나이가 늙으면
외모도 실제 나이보다 들어 보이고
온몸의 장기들도 약해집니다.

혈관 나이가 젊어지면
외모도 실제 나이보다 어려 보이고
온몸의 장기들도 건강해집니다.

지금 바로 젊어지는 스위치,
혈관 다이어트를 시작할 때입니다.

1부 ｜ 모든 길은 '혈관'으로 통한다
기적의 젊어지는 스위치, 혈관

1장 · 늙어 보이는 사람, 젊어 보이는 사람
혈관 나이가 외모 나이다!

2부 | 20년 더 젊어지는 기적의 혈관 다이어트 22
매끈한 피부부터 요요 없는 다이어트까지

모든 길은 '혈관'으로 통한다

기적의 젊어지는 스위치, 혈관

늙어 보이는 사람, 젊어 보이는 사람

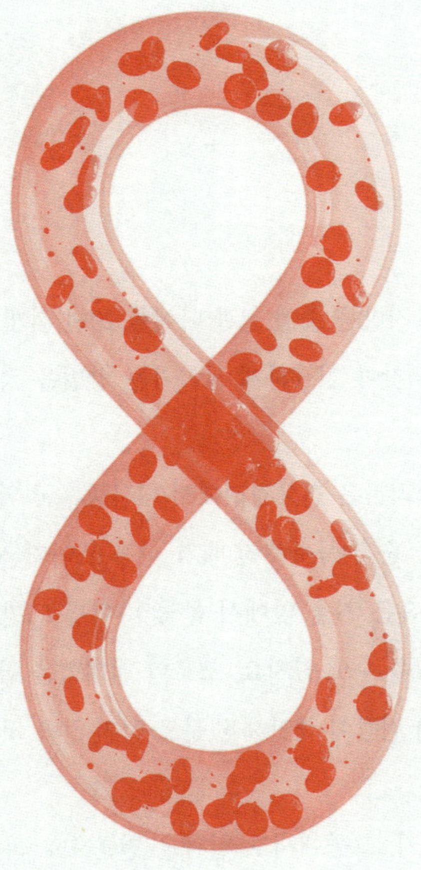

혈관 나이가 외모 나이다!

심혈관 전문의도 예쁜 사람을 좋아한다

이 책은 내장지방을 줄여 혈관 나이를 20년 젊게 되돌리고, 젊은 외모를 되찾아 건강하게 살아가는 방법을 정리한 안내서입니다.

책을 펼친 여러분은 건강검진에서 대사증후군 위험을 지적받았거나, 어느 순간 불룩해진 배가 신경 쓰이기 시작했을지도 모릅니다. 혹은 거울 앞에서 문득 나이를 느끼며 노화를 실감한 적이 있을 수도 있지요. 코로나 팬데믹을 겪으며 앞으로 나와 가족의 건강이 불안해진 분도 적지 않을 것입니다.

그런데 순환기, 그중에서도 혈관을 전문으로 하는 의사가 왜 '내장지방'과 '외모', 그리고 '젊어지기'를 이야기하는지 궁금하실 겁니다. '혈관 전문의가 왜 외모 이야기를 하지?' 이런 의문이 생길 만합니다.

제가 '외모'와 '젊어지기'의 중요성을 강조하는 이유는 두 가지입니다.

첫째, 사람의 외모는 몸속 혈관 상태를 고스란히 드러내는 지표이기 때문입니다. 우리의 혈관은 거미줄처럼 전신 곳곳에 촘촘히 퍼져 있습니다. 이를 한눈에 떠올리기 좋게 벚꽃나무로 비유해 보겠습니다.

몸의 중심에는 벚꽃나무의 굵은 줄기처럼 곧게 뻗은 대동맥이 자리합니다. 그 줄기에서 사방으로 뻗어 나가는 가지들이 말단 동맥, 가지 끝에 꽃과 잎처럼 펼쳐진 것이 모세혈관입니다. 이와 같이 우리 몸속 모든 혈관은 하나의 나무처럼 서로 이어져 있습니다.

혈액의 흐름을 살펴보면, 혈관은 수축과 확장을 반복하며 몸 곳곳에 피가 고르게 돌도록 조절하는 역할을 합니다.

대동맥은 심장에서부터 밀려 나온 혈액을 탄력 있게 받아 낸 뒤 다시 수축하면서 그 피를 말단 혈관으로 힘차게 밀어 보냅니다. 이 과정을 통해 우리가 섭취한 음식의 영양소와 호

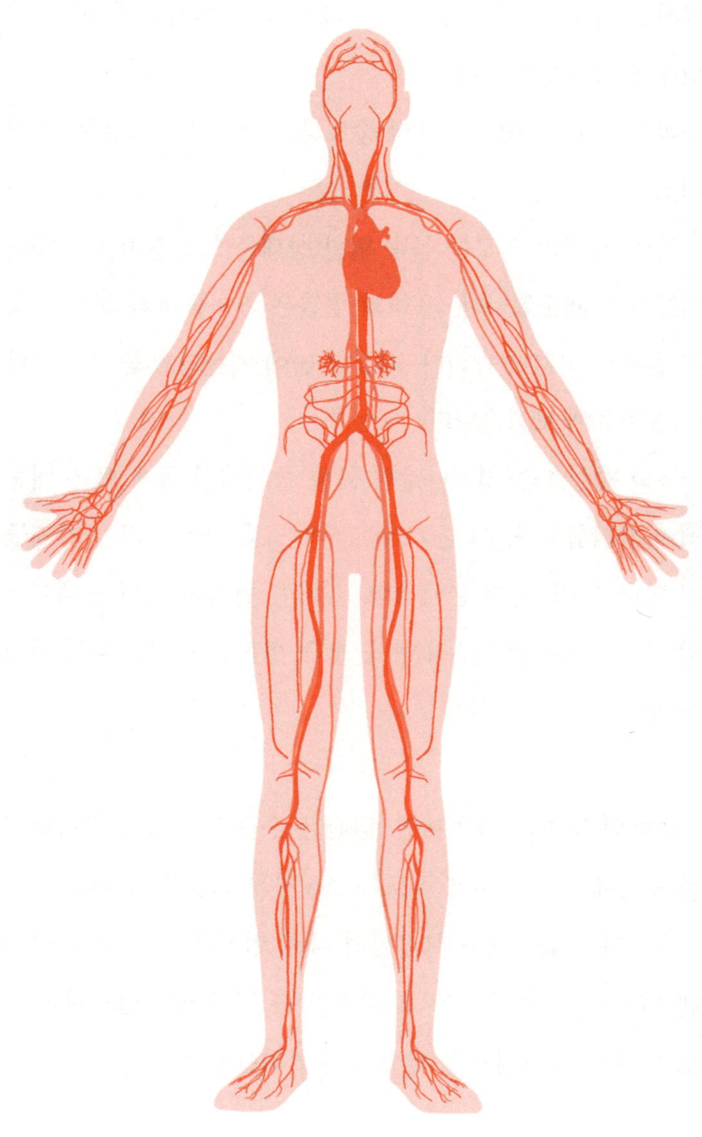

흡으로 흡수한 산소가 혈액을 타고 온몸 구석구석까지 전달 되지요. 이런 순환이 원활해야 건강이 유지되고 외모 또한 젊고 생기 있게 유지될 수 있습니다.

젊고 건강한 벚꽃나무가 굵은 줄기에서 가지와 잎을 활짝 뻗으며 풍성한 꽃을 피우는 모습과 비슷하지요. 그렇다면 나이가 들어도 젊음을 유지하는 나무(혈관)와 아직 젊은데 이미 노화가 진행된 나무(혈관)는 무엇이 다를까요?

2장에서 자세히 다루겠지만, 혈관은 나이가 들수록 서서히 노화합니다. 이 과정에서 동맥경화가 진행되면 혈관의 탄력이 떨어지고 혈관 속 통로가 좁아져 말단으로 흐르는 혈류가 약해집니다.

또 하나 중요한 점은 대동맥 같은 굵은 혈관을 빼면 대부분의 혈관이 자율신경의 영향을 받아 무의식적으로 조절된다는 것입니다. 특히 말단 동맥에는 자율신경이 촘촘히 분포해 있지요.

자율신경에는 두 가지 갈래가 있는데 몸이 이완하거나 체온이 오를 때 활성화되는 부교감신경, 그리고 스트레스를 받거나 체온이 낮아질 때 활성화되는 교감신경입니다. 부교감신경이 활성화되면 말단 혈관이 부드럽게 열려 혈류가 늘고, 교감신경이 활성화되면 혈관이 조여들어 혈류가 줄어듭니다. 이 두 신경이 상황에 맞춰 균형을 이루면서 혈압과 말단 혈류를 조절하는 것이죠.

즉, 우리가 스트레스를 받으면 교감신경이 활성화되어 혈관이 수축하고 그만큼 혈류가 줄어듭니다. 한마디로 스트레스가 혈관을 좁히고 순환을 방해하는 셈입니다.

하지만 생활 습관을 바로잡아 혈관 노화를 늦추고 자율신경의 균형을 되찾는다면 어떨까요? 말단 혈관이 부드럽게 열리며 혈류가 좋아지고 혈관 나이를 실제 나이보다 젊게 유지할 수 있습니다. 좋은 환경에서 자란 벚꽃나무가 해마다 풍성한 꽃을 피우는 모습처럼요(23쪽 그림 참조).

반대로 좋지 않은 생활 습관을 이어 간다면, 나쁜 환경에서 자란 벚꽃나무가 나이가 어려도 제대로 꽃을 피우지 못하는 모습이 될 테죠. 혈관도 마찬가지입니다. 정상적인 범위를 벗어난 속도로 노화가 빨리 진행되면 혈관 나이는 순식간에 높아집니다(23쪽 그림 참조).

나이가 들어도 건강한 일상을 누리며 점점 더 빛이 나는 분들이 있습니다. 교토 야마시나의 명소에 있는 백 살의 벚꽃나무가 해마다 봄이면 여전히 눈부신 꽃을 피워 내는 모습처럼 말이지요. 반대로 20~30대라도 불규칙한 생활을 계속하면

혈관은 벚꽃나무와 닮았다

젊고 건강한 벚꽃나무

대동맥에 해당하는 두꺼운 줄기부터 말단 동맥에 해당하는 가지까지 모두 유연하다. 줄기는 매끄럽고 가지는 사방으로 활짝 뻗어 풍성하게 꽃을 피운다.

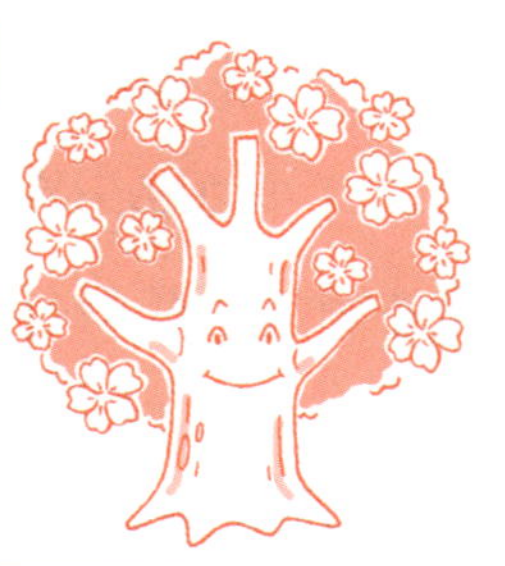

나이는 들었지만 꽃이 만개한 나무

➡ 혈관 나이가 젊고 외모도 젊어 보인다

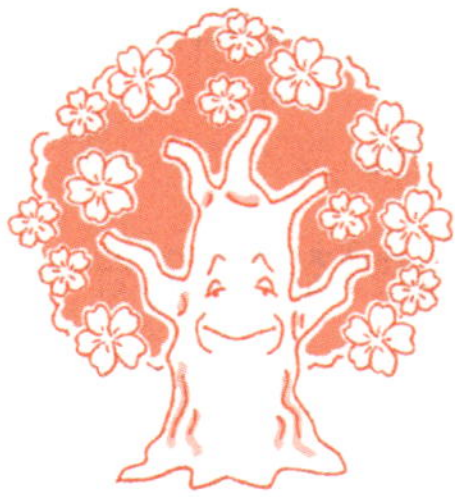

대동맥에 해당하는 굵은 줄기는 나이에 맞게 어느 정도 단단해졌지만, 말단 동맥에 해당하는 가지는 여전히 부드럽게 열려 있다. 줄기는 울퉁불퉁하지만 가지는 여전히 사방으로 크고 넓게 펼쳐져 꽃을 가득히 피운다.

나이는 적지만 꽃이 듬성듬성 피는 벚꽃나무

➡ 혈관이 이미 노화되어 있고 외모도 나이에 비해 늙어 보인다

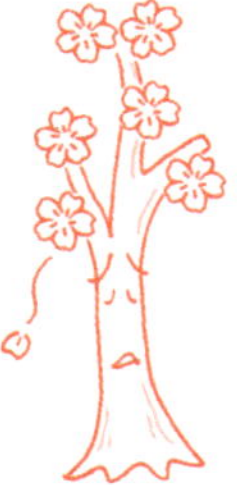

대동맥에 해당하는 굵은 줄기는 아직 젊고 탄력 있지만, 좋지 않은 생활 습관 탓에 말단 동맥에 해당하는 가지가 딱딱하게 수축해 있다. 그 결과 영양(=혈액)이 가지 끝까지 도달하지 못해 꽃이 듬성듬성 피어 빈약해 보인다.

어떨까요? 도로변에서 매연에 시달리는 가로수 벚꽃처럼 빛을 잃어 실제보다 훨씬 늙어 보입니다.

혈관 나이를 젊게 유지하고 온몸 구석구석까지 깨끗한 혈액이 고르게 흐르도록 관리하기, 이것이야말로 젊어지는 스위치를 켜기 위한 핵심입니다.

혹시 지금까지의 생활을 떠올리며 '이미 늦은 건 아닐까' 하고 걱정된다면 낙담하지 마세요.

'시작하면서'에서도 언급했듯이, 예전에는 '한번 동맥경화가 진행되면 혈관은 절대 돌아오지 않는다'고 여겼지만 이제는 다릅니다. 나쁜 생활 습관을 바로잡고 부교감신경의 활성도를 높이면 혈관 노화를 늦출 수 있을 뿐 아니라 다시 젊게 만들 수도 있다는 사실이 밝혀졌으니까요.

믿으셔도 좋습니다. 혈관은 다시 젊어질 수 있습니다. 이 점을 염두에 두고 이어지는 내용을 차근차근 따라와 주시기 바랍니다.

'대사증후군 36세'의 고백

　'외모'의 중요성을 이야기하고 싶은 이유가 또 하나 있습니다. 저 자신이 내장지방을 줄이고 외모가 달라지면서 인생 자체가 바뀐 경험을 했기 때문입니다.

　36세 무렵 저는 바쁜 진료와 불규칙한 생활, 끝없는 스트레스에 시달리며 체중이 지금보다 무려 15킬로그램이나 더 나갔습니다. 혈관 나이도 45세로, 실제 나이보다 열 살이나 더 많았지요. 몸의 상태가 외모에도 고스란히 드러나서인지 주변 사람들에게서 실제보다 훨씬 나이 들어 보인다는 말을 자주 들었습니다.

　그러던 어느 날, 문득 이런 생각이 스치더군요. '환자에게 생활 습관을 지도하는 의사가 정작 자신은 불룩한 배에 대사 증후군 체형이라면, 그 말이 설득력을 가질 수 있을까?' 그때부터 단단히 마음을 먹었습니다. 반드시 생활 습관을 바꾸겠다고 말이지요. 그날부터 하나씩 습관을 조정하기 시작했습니다. 작은 것부터 하나씩 개선해 가며 어느덧 20년 넘게 그 생활을 꾸준히 지켜 오고 있지요.

결과는 놀라웠습니다. 키 173센티미터, 체중 64킬로그램, 체지방률 10퍼센트, 혈관 나이 28세. 지금도 그 상태를 그대로 유지 중입니다.

외모가 젊어지면 인생이 달라진다

외모가 달라지고 사람들로부터 "젊어 보이네요"라는 말을 자주 듣기 시작하면 어떤 일이 일어날까요? 마음이 한결 가벼워지고 생활 전반에 활력이 돌기 시작합니다. 기분이 좋아지니 점점 더 몸에 좋은 음식이나 행동을 선택하게 되고, 그 결과 더욱 건강해지는 선순환이 일어나지요.

저 역시 그랬습니다. 한때는 실제 나이보다 훨씬 늙어 보였고 자신감도 많이 잃었습니다. 하지만 생활 습관을 바꾸고 나니 외모와 몸 상태 모두 달라졌고, 주변에서는 "정말 젊어 보이세요"라는 칭찬이 이어졌습니다. 그 과정에서 잃었던 자신감도 자연스럽게 회복되었지요.

저는 원래 패션에 관심이 많았지만 배가 불룩 나왔을 때는 어떤 옷을 입어도 맵시가 살지 않았습니다. 그런데 몸이 날씬해지고 등이 곧게 펴지면서 중요한 사실을 깨달았습니다. 굳이 비싼 브랜드 옷이 아니어도 단정하고 간결한 옷차림만으로도 충분히 멋지고 당당해 보일 수 있다는 점이었습니다.

외모에 자신이 생기자 교제 범위도 넓어지고 성격도 더욱 사교적으로 바뀌었습니다. 그 덕분에 강연과 텔레비전 출연 요청도 이어졌고 일에서도 훨씬 큰 보람을 느끼게 되었지요. 예전엔 주저하던, 저보다 젊은 사람들과 식사를 하거나 함께 골프 치는 일도 이제는 거리낌없이 즐길 수 있게 됐습니다. 그렇게 삶 전체의 분위기가 눈에 띄게 바뀌더군요.

외모, 업무, 인간관계 모두 좋아지기 시작하면 어떤 변화가 일어날까요? '지금의 젊음을 오래 유지하고 싶다'는 의욕이 저절로 생겨납니다. 그 의욕이 스위치처럼 켜지면서 매일 조금씩이라도 꾸준히 실천하는 힘이 쌓이지요. 지금의 저는 작은 습관 하나라도 거르면 오히려 마음이 불편할 정도입니다.

건강한 삶은 건강한 외모가 90퍼센트 좌우한다

제 병원에는 혈관 관리를 위해 전국 각지에서 찾아오는 분들이 많습니다. 그중에는 개원 초기부터 지금까지 27년 넘게 꾸준히 내원하는 분들도 계시지요.

몸 상태가 좋지 않아 내원하신 분들께는 제가 직접 실천하고 있는 생활 습관인 '기적의 혈관 다이어트'를 자세히 설명해 드립니다. 충분히 이해하고 공감하신 뒤에는 각자의 생활 속에서 실천할 수 있는 만큼 시작해 보시도록 권하지요. 그렇게 꾸준히 실천하신 분들은 하나같이 눈에 띄게 달라집니다. 실제 나이보다 훨씬 젊어 보이고 얼굴에는 생기가 돌아 환하게 웃는 얼굴로 진료실 문을 열고 들어오신답니다.

이런 모습을 볼 때마다 저는 확신합니다. '내가 걸어온 길이 틀리지 않았구나' 하고요. 생활 습관이 변하면 몸이 변하고, 몸이 변하면 마음도 변합니다. 그 힘을 거듭 확인할 때마다 곁에서 그 변화를 지켜보는 순간이 얼마나 행복한지 모릅니다.

건강도 삶도 결국 외모의 젊음이 90퍼센트를 좌우합니다. 이 말은 결코 과장이 아닙니다. 독자 여러분도 이 변화를 직접 경험해 보시길 진심으로 바랍니다. 장담컨대 인생이 달라집니다.

외모 변화로 알아보는 노화 증상 3종 세트

40세를 넘기면 사람에 따라 외모 노화가 한꺼번에 찾아오는 시기가 있습니다. 어느 날 문득 거울을 보다가 '예전보다 왜 이렇게 늙어 보이지?'라고 생각하게 되는 순간 말이지요. 이런 변화는 왜 일어날까요?

첫 번째 이유는 역시 얼굴의 노화입니다.

예전에 유명 배우가 모델로 등장한 남성 화장품 광고가 화제가 된 적이 있습니다.

"이 사람은 왜 늘 젊어 보일까?"

"식단 때문일까?"

"넥타이 색깔 차이일까?"

"아니면 피부의 촉촉함일까?"

결론은 바로 피부의 윤기와 탄력이었습니다.

실제로 사람들의 시선을 가장 먼저 사로잡는 건 표정과 피부 상태입니다. 이 두 가지가 외모의 젊음을 결정짓는 요소라고 해도 과언이 아니지요.

요즘처럼 화상회의나 온라인 만남이 잦아진 시대에는 화면 속 자기 얼굴을 마주하는 시간이 많습니다. 그만큼 피부 상태의 중요성을 새삼 실감하시는 분들도 많아졌을 것입니다.

두 번째 이유는 불룩 나온 배입니다.

'중년 비만'이라는 말처럼, 내장지방이 쌓여 배가 앞으로 툭 튀어나온 모습은 나이를 있는 그대로 드러내는 신호가 됩니다.

등은 굽고 목은 앞으로 쏠리고 배는 나오고 허리에 힘이 빠진 중년 남녀를 지하철역이나 거리에서 어렵지 않게 볼 수 있습니다. 이런 체형은 실제 나이보다 더 나이 들어 보이게 만들지요.

과거 미국 엘리트 비즈니스 계층에서는 '체중 관리가 안 되는 사람'을 곧 '자기 관리가 부족한 사람'으로 여겼다고 하죠.

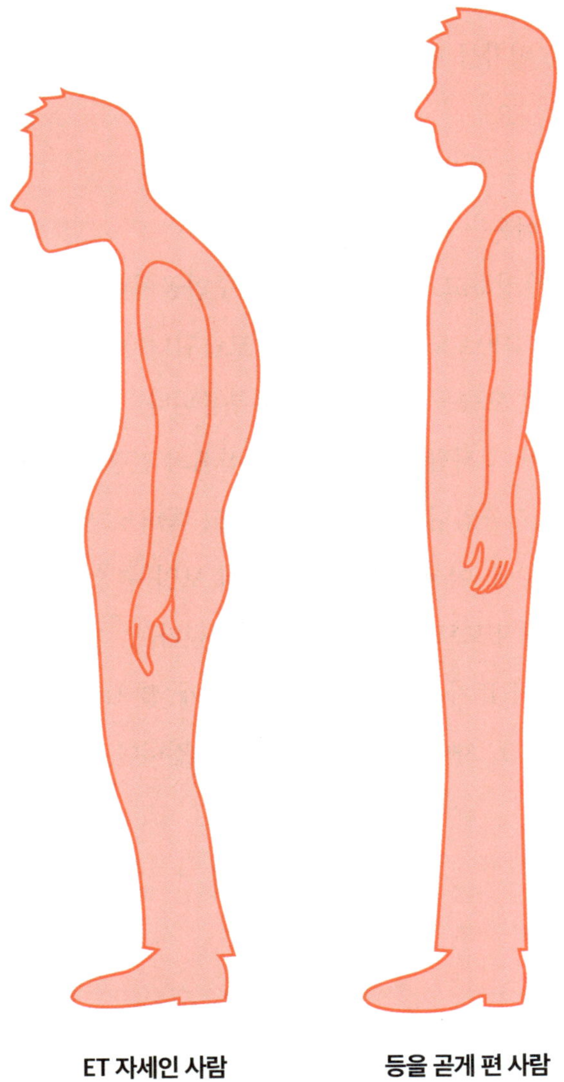

ET 자세인 사람   등을 곧게 편 사람

요즘이라고 다를까요? 탄탄한 몸매와 날씬한 체형을 가진 사람이 사적인 자리뿐 아니라 비즈니스 현장에서도 첫인상부터 좋은 평가를 받고, 경쟁에서도 유리한 위치를 선점하는 경우가 많지요.

세 번째 이유는 자세입니다.

등이 구부정하고 영화 〈E. T.〉 속 주인공처럼 둥글게 말린 자세는 말 그대로 노화를 상징하는 모습입니다.

저는 이런 모습을 'ET 자세'라고 부릅니다. 자세는 단순한 외형을 넘어 그 사람의 정신 건강과 신체의 건강 상태까지 비추어 주는 거울입니다. 등을 곧게 펴고 똑바로 서기만 해도 겉모습이 10세, 어쩌면 20세까지 젊어 보일 수 있습니다. 과장처럼 들릴지 모르지만 실제로 그렇습니다.

33쪽에서 ET 자세인 사람과 등을 곧게 편 사람의 그림을 비교해 보세요. 차이가 확연히 느껴지실 겁니다.

노화는 그림자처럼 서서히 온다

자세가 무너지는 가장 큰 원인은 바로 근육량과 근력의 감소입니다.

근육량은 남녀 모두 20대에 정점을 찍은 뒤 나이를 먹으면서 서서히 줄어듭니다. 근육량과 나이의 관계를 다룬 여러 연구가 있지만, 쓰쿠바대학교 대학원 연구팀의 데이터에 따르면 30대 이후에는 남녀 모두 매년 약 1퍼센트씩 근육량이 줄어든다고 합니다.

만약 별다른 대책 없이 방치하면 어떻게 될까요? 30대에 비해 40대에는 약 10퍼센트, 50대에는 20퍼센트, 60대엔 거의 30퍼센트까지 근육이 빠질 수 있습니다. 특히 상반신보다 하반신의 근육 감소 폭이 더 큰 것이 특징이지요.

문제는 근육이 줄어드는 과정이 너무 서서히 진행된다는 점입니다. 그래서 본인 스스로도 변화를 잘 느끼지 못하는 경우가 많지요. 그러다가 어느 순간부터 몸을 움직이는 일이 부쩍 힘들어지고 자세가 점점 흐트러지며 걷거나 활동하는 것 자체가 귀찮게 느껴지기 시작합니다.

다음 항목들을 체크해 보세요. 여러분은 몇 개나 해당하시나요?

Check!

□ 전철이나 버스에 타면 가장 먼저 앉을 자리를 찾는다.
□ 한 층만 올라가도 계단 대신 에스컬레이터나 엘리베이터를 이용한다.
□ 걸어갈 수 있는 거리임에도 자동차나 택시를 탄다.

이런 생활을 계속하면 어떻게 될까요? 몇 년 뒤에는 근육이 한층 더 쇠약해져 자세가 더 나빠집니다. 대사 기능까지 떨어지면서 비만이 되기 쉬워지고, 결국 외모뿐 아니라 몸속 건강도 함께 노화되는 악순환에 빠지게 되지요.

얼굴의 노화, 불룩 나온 배, ET 자세는 누가 봐도 늙어 보이는 대표적인 신호입니다. 아마 충분히 공감하시리라 생각합니다.

그러나 반대로 생각해 보면 답은 의외로 단순합니다. 이 세 가지를 개선할 수 있다면 외모 나이는 단숨에 젊어질 수 있다는 얘기니까요. 그래서 '늙어 보이는 악순환'에 빠지기 전에 최대한 미리 대처하는 것이 중요합니다.

인생의
가장 든든한 자산은
역시 외모다

저는 30대 중반부터 외모 나이를 의식하기 시작했습니다. 그리고 환갑을 넘긴 지금, 절실히 느끼는 사실이 있습니다. 나이가 들수록 외모의 젊음을 지키는 일이 마음까지 젊게 해주는 힘이라는 점입니다.

젊을 때는 외모를 남과 비교하며 속상할 때도 많지만, 나이가 들수록 깨닫게 됩니다. 어느 정도 나이가 들면 타고난 외모보다 젊음을 잘 유지하고 관리하는 것이 훨씬 더 큰 자산이 된다는 사실을요.

중년에 접어들면 많은 분이 이렇게 말씀하시곤 합니다. "이제 나이도 들었으니 어쩔 수 없어." 그렇게 스스로를 설득하고 체념해 버립니다. 하지만 그런 분들께 꼭 전하고 싶은 말이 있습니다.

- 중년인데도 날씬한 체형
- 중년인데도 등이 곧게 펴진 모습

이 두 가지는 단순한 외모가 아닙니다. 외모 그 자체를 넘어 인생 전체를 지탱해 주는 강력한 자산입니다.

현재 우리나라 성인 셋 중 한 명이 비만이라고 합니다. 이런 현실에서는 조금만 탄탄한 체형과 바른 자세를 유지해도 "멋있다", "관리 잘했다"라는 말을 들을 수 있습니다. 희소성이 높을수록 평가도 자연스레 높아지지요.

저 역시 몸소 느낀 바입니다. 50대에 들어서면서부터 "정말 슬림하시네요", "실제 나이보다 훨씬 어려 보이세요"라는 말을 이전보다 더 자주 들었습니다. 그렇게 젊음을 유지한 덕에 의사로서 환자들에게 생활 습관을 조언할 때도 설득력이 커졌지요.

결국 나이가 더해질수록 젊음을 지킨다는 건 직장, 가정,

사회 어느 곳에서든 빛날 수 있는 든든한 인생 자산이라는 얘
기입니다.

외모의 노화를
가속하는
마음의 노화

외모에 큰 영향을 미치는 또 다른 요소가 있습니다. 바로 마음가짐, 즉 마음의 젊음입니다. 어쩌면 이것이야말로 가장 중요한 요소일지도 모릅니다.

앞서 이야기했듯 외모가 젊어지면 주변에서 칭찬을 듣고 그 칭찬이 마음을 한층 밝게 해 줍니다.

앞으로 나아가고자 하는 긍정적인 마음가짐이 생기면 등이 더 곧게 펴지고 하루의 움직임 자체가 활력 있게 변하지요. 무엇을 먹고 어떻게 입고 누구와 시간을 보내는지 등 생활 습관 전반이 달라지면서 결국 외모까지 자연스럽게 젊어집니다.

그런데 우리는 나이가 들수록 마음속에 부정적인 감정이 자리를 잡곤 합니다. 다음 항목들을 스스로 점검해 보세요.

☐ 쉽게 우울해지고 기분이 가라앉는다.

☐ 사소한 일에도 짜증이 나거나 화가 치민다.

☐ 새로운 장소나 낯선 사람과의 만남을 피하고 싶다.

☐ 새로운 것, 새로운 기술을 배우는 일이 귀찮다.

☐ 의욕이 없고 무엇을 하든 부담스럽다.

40대 이후, 갱년기 전후에 남녀를 불문하고 이런 증상을 경험하는 분들이 적지 않습니다. 갱년기 증상이 여성뿐 아니라 남성에게도 나타난다는 것은 널리 알려진 사실이지요.

이 시기에는 정신적인 불편뿐만 아니라 어깨 뭉침, 두통, 가슴 두근거림, 목의 답답함, 피부 가려움 등 여러 신체 증상도 동반됩니다. 마음이 늙으면서 몸의 노화도 나란히 진행되는 전형적인 패턴이지요.

특히 일과 집안일을 모두 책임감 있게 해내면서 스트레스를 꾹 참는 성격일수록 우울감에 빠질 위험이 높습니다.

이 책에서는 이러한 정신적 문제도 함께 짚어 보려 합니다.

누구나 나이를 20년 전으로 되돌릴 수 있다

제가 직접 실천하고 있고 환자분들께도 권하는 것이 '기적의 혈관 다이어트'입니다.

힘든 일은 누구에게나 부담스럽지요. 저 역시 그렇습니다. 하지만 이 방법은 특별히 어렵거나 부담스러운 점이 전혀 없습니다.

자세한 내용은 2부에서 다루겠지만, 이 관리법은 의학적 근거를 바탕으로 제가 직접 몸으로 시험해 효과를 입증한 방법들만 엄선한 것입니다. 식사와 운동, 일상 움직임과 더불어 호흡, 목욕, 수면, 스트레스 관리까지 생활 습관 전반을 아우르며, 누구나 바로 시작할 수 있고 경제적인 부담도 거의 없습니다.

이 방법을 익힌 후에 해야 할 일은 단 하나, '매일 꾸준히 이어 가기'입니다. 그것만으로도 기대 이상의 큰 효과를 얻을 수 있습니다. 혈관 나이를 20년 젊게 되돌려 실제 나이보다 훨씬 젊어 보이는 건 물론이고, 아래와 같은 변화가 찾아옵니다.

- 불룩 나온 배가 해결되어 날씬해질 뿐 아니라, 살이 잘 찌지 않는 체질로 바뀐다.
- 통증, 피로, 부기, 냉증 같은 불편이 줄고 몸을 원하는 대로 움직이기 쉬워진다.
- 고혈압, 당뇨병, 이상지질혈증 같은 생활 습관병이 개선된다.
- 뇌졸중, 심근경색, 암, 치매, 감염증의 중증화 위험이 낮아진다.

저는 몸과 마음 깊은 곳에서 자연스럽게 흘러나오는 '건강한 젊음'이야말로 우리가 추구해야 할 젊음이라고 믿습니다.

지금 당장
회춘의 문을 여는
스위치를 켜라

'기적의 혈관 다이어트'의 효과는 언제 시작하느냐에 따라 달라집니다. 빨리 시작할수록, 그리고 오래 이어 갈수록 그 결과는 눈에 띄게 쌓입니다. 저축이 시간이 지날수록 불어나듯 하루하루의 작은 실천이 커다란 변화를 만들어 내지요.

그렇다고 해서 '이제는 늦었어. 지금 시작해도 소용없겠지'라고 생각할 필요는 없습니다. 몇 살이 되든 무언가를 시작하기에 너무 늦은 때란 없습니다.

특히 혈관은 우리 생각보다 훨씬 강하고 놀라울 만큼 회복력이 뛰어납니다. 한번 노화가 시작된 혈관이라도 생활 습관을 바꾸는 것만으로 유연하고 건강한 상태로 되돌릴 수 있습니다.

지금 이 책을 펼친 바로 이 순간이 당신의 출발점입니다. 오늘부터라도 한 걸음 내디딘다면 이미 멈춰 선 사람보다 한 발, 두 발 앞서 나아가게 될 것입니다.

앞에서 혈관 나이를 20년 젊게 되돌릴 수 있다고 말했지만, 꼭 20세나 되돌려야 하는 건 아닙니다. 피부 탄력이 살아나고 머릿결에 윤기가 돌고 몸이 한결 가벼워지고 자세가 곧아지고 마음이 조금 더 밝아진다면 그것만으로도 충분합니다. 작은 시작, 한 걸음의 변화가 여러분의 인상을 놀라울 만큼 젊게 바꿔 줄 테니까요.

성공의 비결은 단순합니다. 포기하지 않고 매일 꾸준히 이어 가기. 단지 그것뿐입니다. 그러다 보면 문득 깨닫게 됩니다. 이미 변화는 시작되었고 그에 따른 보상 또한 이미 당신 곁에 와 있다는 사실을 말이지요.

그럼 오늘부터 함께 시작해 봅시다.

2장

혈관이 젊어지면 '얼굴'이 젊어진다

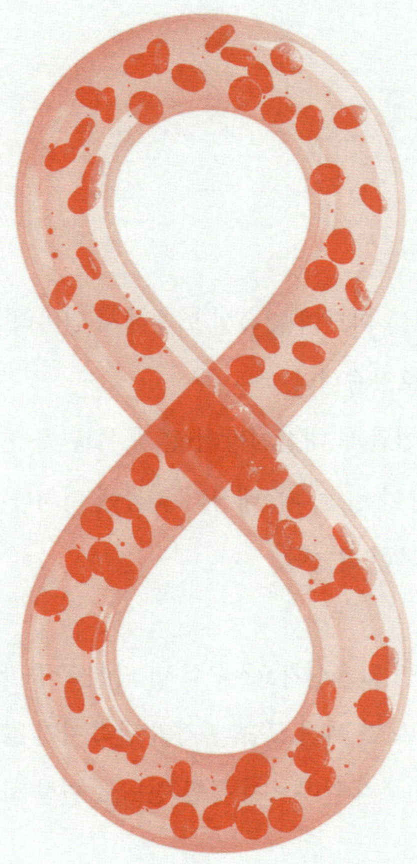

혈액은 '천연 에센스'

사람마다
노화 속도가
다른 이유

1장에서 우리는 외모의 젊음이 인생에서 얼마나 큰 의미를 가지는지 살펴보았습니다.

지금부터는 혈관과 내장지방의 관계, 혈관을 손상시키는 요인, 혈관 건강이 얼굴, 뇌, 내장의 젊음에 미치는 영향을 구체적으로 알아보려 합니다.

혹시 이런 경험 있으신가요? 수십 년 만에 고등학교나 대학 동창회에 나가 보면 예전 모습과 거의 달라지지 않은 사람이 있는가 하면, 누군지 알아보지 못할 정도로 변한 사람도 있어서 놀라곤 하지요.

왜 이런 안타까운 차이가 생길까요? 이유는 그리 거창하지 않습니다. 날마다 반복되는 식습관, 행동, 사고방식 같은 사소한 생활 습관의 차이, 그 미묘한 누적이 세월의 흔적을 전혀 다르게 만들지요.

그렇다면 구체적으로 어떤 습관이 우리를 늙어 보이게 만들까요? 먼저 다음의 체크리스트부터 살펴봅시다.

체크리스트: 늙어 보이는 사람의 잘못된 생활 습관

식사

□ 배가 고프면 먹을 것을 찾아 곧바로 허기를 채운다.

□ 커피나 홍차에는 설탕을 꼭 넣고, 단 음료를 즐겨 마신다.

□ 식탁에 나온 음식은 남기지 않고 모두 먹는다.

□ 생선을 거의 먹지 않는다.

□ 콩이나 콩 식품을 거의 먹지 않는다.

일상 생활

□ 운동 습관이 없고 식사 후에도 몸을 거의 움직이지 않는다.

□ 체형이 드러나지 않는 헐렁한 옷, 어두운 옷을 선호한다.

□ 전철이나 버스를 타면 일단 앉을 자리를 찾는다.

□ 가능하면 걷지 않으려 한다.

□ 수면 시간은 매일 다섯 시간 미만이다.

□ 스트레스를 느껴도 웬만하면 참고 넘긴다.

□ 모르는 사람이나 젊은 사람과 어울리기를 피한다.

□ 스마트폰, 태블릿, 새로운 앱 사용이 어려워 가급적 쓰지 않
　는다.

어떤가요? 생각보다 익숙한 습관이 한두 가지쯤 떠오르지
않나요?

무심코 이어 온 작은 습관들이 쌓이면 얼굴선이 무너지고
체형이 흐트러지며 자세까지 굽어 갑니다. 그 결과 외모 나이
는 실제보다 10세, 20세 더 들어 보이게 되지요.

그렇다면 왜 이런 습관들이 노화 속도를 높일까요? 이제 그
이유를 하나씩 짚어 보겠습니다.

얼굴에
기미와 주름이
보이기 시작했다!

　문득 거울을 보다 기미나 주름, 피부 처짐 같은 노화의 흔적을 발견하고 흠칫 놀란 경험, 누구나 한 번쯤은 있을 겁니다.

　특히 40대를 넘기면 이런 얼굴의 노화 신호가 본격적으로 나타나기 시작하지요. 이 변화의 핵심에는 혈관의 노화가 자리하고 있습니다.

　에히메대학교 의과대학 부속병원에서는 앞서 1장에서 설명한 '혈관 나이'와 '외모 나이'의 관계를 조사한 흥미로운 자료를 발표했습니다. 항노화 검진과 피부 검진을 받은 273명(여성 187명, 남성 86명)을 대상으로 혈관 나이(경동맥 벽의 두께)와 실제 나이를 비교한 결과, 간호사 20명이 '외모가 늙어 보인다'고 평가한 사람들은 경동맥 벽이 두껍고 혈관 나이도 높았습니다. 반면 '젊어 보인다'고 평가한 사람들은 경동맥 벽이 얇고 혈관 나이도 낮았지요.

제 병원을 찾는 환자들을 봐도 결과는 비슷합니다. 남녀를 불문하고 혈관 나이가 높을수록 기미, 주름, 피부 처짐이 도드라져 실제보다 더 나이 들어 보이는 경향이 뚜렷합니다.

참고로 '혈관 나이 검사'는 혈관의 탄력성과 동맥경화 정도를 평가하는 검사입니다. 손끝이나 손발에 센서를 붙여 가속도 맥파 검사나 맥파 전파 속도 검사로 측정합니다. 최근에는 종합검진 항목에 포함되는 경우도 늘어나는 추세지요.

그렇다면 왜 혈관 나이와 외모 인상이 이렇게 깊게 연관되어 있을까요? 혈관이 늙으면 왜 얼굴까지 늙어 보이는 걸까요? 그 구조를 이해하기 위해 우선 혈관과 혈액이 맡은 역할에 대해 차근차근 살펴보겠습니다.

온몸의 세포 37조 개에 영양이 끊긴다면?

혈관은 크게 동맥, 정맥, 모세혈관 세 종류가 있습니다. 한 사람의 혈관을 모두 이으면 그 길이는 무려 지구 두 바퀴 반에 달한다고 하지요. 이 중 99퍼센트는 동맥과 정맥을 연결하는 가느다란 모세혈관입니다. 정확히 말하면 동맥-세동맥-모세혈관-세정맥-정맥으로 이어지는 구조를 이루지요.

심장에서 뿜어져 나온 혈액은 온몸을 한 바퀴 돌고 다시 심장으로 돌아오는데 이를 '체순환'이라고 합니다. 이 과정에서 동맥은 심장에서 보낸 영양분과 산소를 혈액에 실어 모세혈관까지 전달합니다. 그리고 모세혈관은 이러한 영양분과 산소를 온몸의 각 세포에 직접 전달하는 한편, 세포에서 나온 노폐물과 이산화탄소를 회수해 정맥으로 건네주는 중요한 역할을 맡고 있습니다. 이렇게 해서 혈액은 정맥을 통해 다시 심장으로 돌아갑니다.

우리 몸은 약 37조 개의 세포로 이루어져 있습니다. 피부, 장기, 근육, 뼈 등을 이루는 모든 세포는 혈관을 따라 흐르는 혈액이 가져오는 영양분과 산소 덕분에 제 기능을 수행할 수 있습니다.

1장에서 벚꽃나무에 비유했듯이, 우리 피부 아래에는 미세한 모세혈관들이 거미줄처럼 촘촘히 퍼져 있습니다. 이 가느다란 혈관들이 피부 재생과 신진대사가 원활히 이루어지도록 끊임없이 돕고 있지요.

혈관 나이가 젊을수록 혈관은 부드럽고 탄력적이며 혈류도 원활하게 흐릅니다. 그 결과 영양분과 산소가 피부 구석구석까지 고르게 전달되어 피부 표면이 탱탱해지고 윤기가 돌지요. 피부에 공급되는 혈액은 천연 '미용 에센스'인 셈입니다. 혈관 나이가 젊을수록 피부도 젊어 보이는 이유가 여기에 있습니다.

하지만 혈관도 나이가 들면서 점차 변합니다. 혈관 내벽이 두껍고 단단해져 젊었을 때처럼 유연하게 늘어나지 않게 되지요. 그 결과 혈류가 서서히 둔해지고 피부를 비롯한 말초 조직에 도달해야 할 영양 공급이 막히기 시작합니다. 이렇게 혈액순환이 원활하지 않으면, 세포가 제때 필요한 에너지를 받기 어려워집니다.

무서운 것은 그다음입니다. 혈관이 딱딱해지고 혈류가 약해지면, 모세혈관 속 혈액 흐름이 점차 느려지고 마침내 끊기고 맙니다. 제 기능을 잃은 이런 모세혈관을 '고스트 혈관'이라고 부릅니다. 혈액이 흐르지 않는 채로 방치된 혈관은 실제로 유령처럼 사라져 버리지요. 최근 연구에 따르면 이 고스트 혈관은 피부 노화를 비롯한 여러 신체 이상과 밀접한 관련이 있다고 합니다.

모세혈관 수는 20대에 가장 많고 나이가 들면서 고스트 혈관 현상으로 점차 줄어듭니다. 60대가 되면 20대의 약 40퍼센트 수준만 남습니다.

정리하자면, 나이가 들수록 혈관은 단단해지고 모세혈관 수도 급격히 줄어듭니다. 이러한 이중 타격 때문에 갱년기 무렵에는 우리 몸속에서 피부에 도달하는 영양분이 20대의 절반 수준으로 떨어지지요. 당연히 피부에 닿는 미용 에센스 역시 절반으로 줄어듭니다.

세포가 영양을 충분히 받지 못하면 피부는 물 잃은 꽃처럼 서서히 시들어 갑니다. 이렇게 해서 피부는 조용하지만 확실하게 노화의 길로 접어들게 되는 것입니다.

혈관 노화가
불러오는
오싹한 이야기

혈관의 노화는 단지 피부나 외모만의 문제일까요? 아닙니다.

피부 속 모세혈관은 물론이고 우리 몸 곳곳을 흐르는 모든 혈관이 노화의 영향을 받습니다. 이 과정에서 가장 대표적으로 나타나는 변화가 동맥경화입니다.

혈관은 나이가 들면서 자연스럽게 노화하고, 그 과정에서 동맥의 벽이 점차 두껍고 단단해지면서 탄력을 잃습니다. 이 상태를 동맥경화라고 부릅니다.

동맥경화는 단순한 노화만으로도 생기지만, 혈액 속에 '나쁜 콜레스테롤'로 불리는 LDL 콜레스테롤이나 중성지방이 지나치게 많거나 '좋은 콜레스테롤'로 불리는 HDL 콜레스테롤이 부족하면 더 쉽게 진행됩니다. 여기에 고혈압, 고혈당, 비만, 흡연, 운동 부족, 스트레스 같은 위험 요인이 더해지면 동맥경화는 눈에 띄지 않지만 서서히 우리 몸에서 진행되지요.

체내에 활성산소가 과도하게 쌓였는데도 이를 제대로 제거하지 못해 항산화 시스템의 균형이 무너진 상태를 '산화 스트레스'라고 합니다. 이 산화 스트레스와 고혈압으로 인한 압력 등의 영향으로 혈관벽의 안쪽을 감싸고 있는 내피세포가 손상됩니다. 내피세포는 혈액과 혈관벽 사이를 나눠 주는 일종의 장벽 역할을 하기 때문에, 이 장벽이 무너지면 LDL 콜레스테롤이 혈관벽 안쪽까지 스며들기 쉬워지지요.

이렇게 혈관벽 안으로 침투한 LDL 콜레스테롤은 산화되어 이물질로 변하고, 면역세포인 대식세포에 의해 흡수되어 혈관벽 안쪽에 차곡차곡 쌓입니다. 그러면서 부드러운 지방 덩어리 같은 혹, 즉 플라크가 만들어지는데 이 단계가 죽상동맥경화의 시작입니다(59쪽 그림 ①).

플라크는 혈압이 높거나 혈류의 압력이 강할 때 쉽게 손상됩니다. 이때 손상된 부위에는 혈전, 즉 핏덩어리가 형성되지요(그림 ②). 이 혈전이 점점 커지면 해당 혈관을 완전히 막아

죽상동맥경화의 진행 과정

① 혹(플라크)이 생긴다

산화된 LDL 콜레스테롤이 면역세포(대식세포)에 흡수되어 혈관벽에 축적되고 부드러운 지방을 포함한 혹(플라크)이 형성된다.

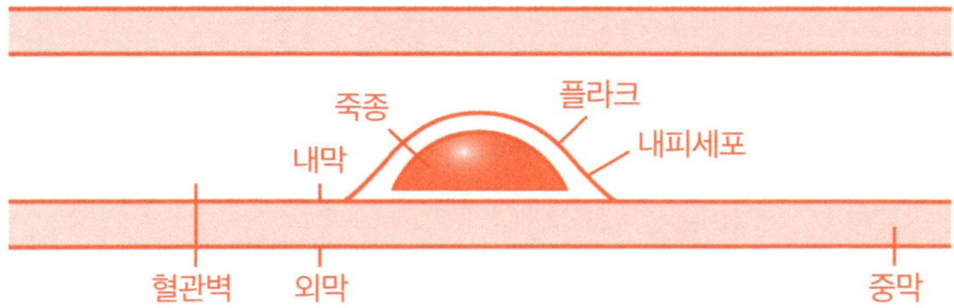

② 혹이 터진다

혈압 상승 등 자극으로 플라크가 손상되면 그 부위에 혈전(핏덩어리)이 생긴다.

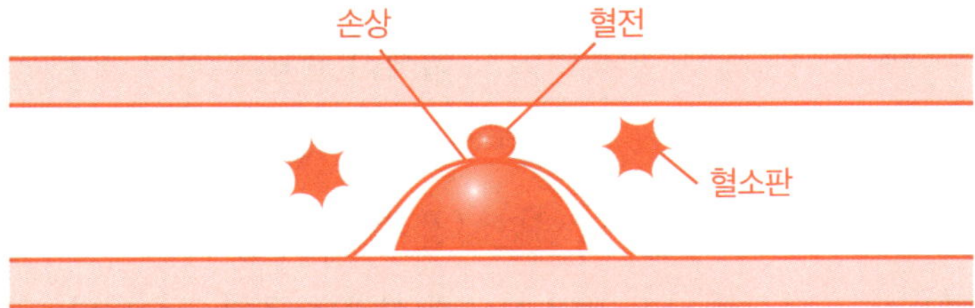

③ 혈관이 막힌다

커진 혈전이 혈관의 내강을 막거나 떨어져 나간 혈전의 일부가 흘러가 말초 혈관을 폐색시킨다.

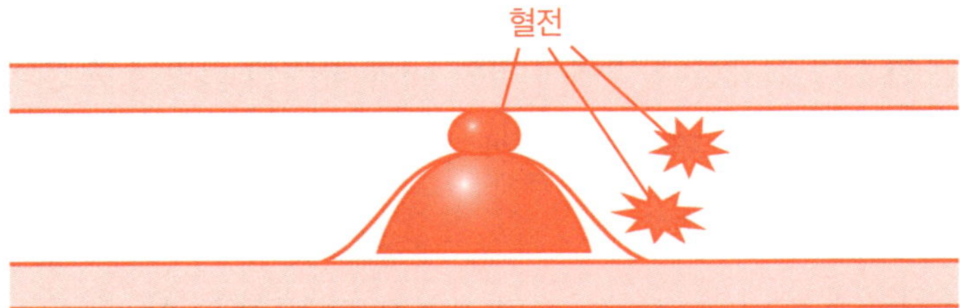

버리거나 일부가 떨어져 나와 더 가느다란 혈관을 막아 버릴 수도 있습니다(그림 ③).

엄밀히 말하면 동맥경화에도 몇 가지 종류가 있습니다. 그런데 심장이나 뇌처럼 굵은 동맥에서 생겨 심근경색이나 뇌졸중 같은 혈관 사고로 이어지는 형태는 주로 죽상동맥경화(아테롬성 동맥경화)입니다. 우리가 보통 동맥경화라고 부를 때는 대부분 이 유형을 가리킵니다.

그런데 여기서 한 가지 궁금해지는 점이 있습니다. 왜 사람들은 정맥경화가 아니라 동맥경화만 특별히 문제 삼을까요?

동맥은 심장에서 밀려 나가는 혈액이 흐르는 혈관이고, 정맥은 그 혈액이 다시 심장으로 돌아오는 혈관입니다. 정맥도 시간이 흐르면 어느 정도 단단해질 수 있지만 동맥처럼 높은 혈압이 직접 가해지지 않기 때문에 심하게 굳지 않습니다. 설령 굳는다 해도 동맥경화처럼 전신에 급격하고 심각한 영향을 미치지는 않지요. 반면 동맥은 심장에서 뿜어져 나오는 높은 압력의 혈류를 정면에서 받아 내야 하기에 그만큼 손상되기 쉽고, 노화와 플라크 축적까지 겹치면 기능이 크게 떨어지고 맙니다.

결국 동맥이 늙고 굳어지면 온몸으로 전달되어야 할 산소

와 영양 공급이 곳곳에서 막혀 세포 하나하나의 재생이 더뎌
집니다. 그 결과 신진대사가 떨어지며 전신의 노화가 가속화
되지요.

이 과정에서 다음과 같은 노화 신호가 나타납니다.

- 혈액 흐름이 나빠져 피부와 머리카락이 상하고 윤기를 잃는다.
- 대사가 둔해져 살이 쉽게 찐다.
- 어깨 결림, 요통, 부기, 냉증이 생긴다.
- 피로가 쉽게 쌓이고 자세가 무너져 구부정해진다.
- 자잘한 병치레가 잦다.
- 뇌로 가는 산소와 영양이 부족해져 기억력이나 집중력 같은
  뇌 기능이 떨어진다.

하지만 이것이 끝이 아닙니다. 통계청에 따르면 2024년 한
국인의 심장 질환 사망률은 인구 10만 명당 65.7명으로, 암에
이어 국내 사망 원인 2위를 기록하고 있습니다.

더욱이 최근 들어 전신에 충분한 혈액을 보내지 못하는 심
부전 환자가 급격히 늘면서, 의료계에서는 이를 코로나19 유
행에 빗대어 '심부전 팬데믹'이라고 부르고 있습니다. '암 환
자 100만 명 시대'라는 말을 들어 보셨을 텐데요. 2020년 기

준 한국의 심부전 환자 수는 130만 명 수준입니다. 심부전은 한국이 초고령 사회에 진입함에 따라 앞으로 가장 급증할 질환으로 꼽히고 있습니다.

2017년 일본 순환기학회와 일본 심부전학회는 심부전을 다음과 같이 정의했습니다. '심장이 나빠져 숨이 차고 부종이 나타나며 점차 악화되어 생명을 단축하는 병.' 의학적으로는 병명이 아니지만 심장의 기능 저하로 인한 일련의 증상을 보다 명확히 전달하기 위해 '병'이라는 표현을 사용한 겁니다.

심부전의 주요 원인은 고혈압과 심근경색입니다. 앞서 59쪽의 그림 ③에서 설명한 대로 죽상동맥경화가 관상동맥(심장으로 혈액을 보내는 혈관)에 쌓이면 심근으로 가는 혈류가 부족해져 산소 공급이 떨어집니다. 이 상태가 심해지면 목숨까지 위태로워질 수 있지요.

놀랍게도 심부전의 5년 생존율은 암보다 낮다는 통계도 있습니다. 암은 5년 생존율이 대략 70퍼센트 안팎인 데 비해 심부전은 약 50퍼센트 수준입니다.

혈관의 노화는 심부전으로 이어지고 생명을 위협합니다.

이렇게 들으면 불안해질 수도 있습니다. 하지만 지나치게 걱정할 필요는 없습니다.

1장에서 이야기했듯, 혈관에는 스스로 회복하는 능력이 있으니까요. 한번 노화가 진행된 혈관이라도 생활 습관을 바꾸면 다시 젊어질 수 있습니다. 자세한 방법은 뒷부분에서 정리할 예정이니 우선은 지금부터 이어지는 내용을 차분히 읽어주시기 바랍니다.

피부를 공격하는
두 가지
결정적 주범

도대체 무엇이 우리의 혈관을 손상시키고 노화를 촉진하는 걸까요?

몸을 늙게 만드는 주된 요인은 '산화(酸化)'입니다. 여기에 "당화는 곧 노화다"라는 말이 있을 정도로 '당화(糖化)' 역시 세포를 손상시키고 산화를 부추기는 또 다른 원인으로 꼽히지요.

'자외선으로 인한 산화를 막아 피부를 보호합니다!'

'당화로부터 몸을 지키는 안티에이징 케어!'

화장품이나 건강식품 광고에서 이런 문구들을 한 번쯤 들어 보셨을 겁니다. 산화는 오래된 자전거에 생긴 '녹'을 떠올리면 이해하기 쉽고, 당화는 생선이나 음식이 과하게 구워져 생긴 '탄 자국'을 떠올리면 됩니다.

녹이 슬면 자전거의 움직임은 점점 둔해지고, 탄 자국이 생기면 음식의 맛과 영양이 손상되지요. 마찬가지로 산화와 당화는 우리 몸을 구성하는 세포에 직접적인 타격을 가합니다. 세포가 녹슬고 세포막이 불에 그을린 것처럼 변형되면 그 기능이 떨어지고 노화가 시작되는 겁니다. 참고로 탄 음식은 암을 유발하는 원인이 되기도 합니다. 그리고 이런 녹과 탄 자국은 동맥경화를 악화시키고 전신의 노화를 앞당기는 주범이 되지요.

고혈당과 활성산소로 너덜너덜해지는 혈관

그렇다면 우리 몸 안에서는 어떤 과정을 거쳐 녹과 탄 자국이 생기는 걸까요? 그 중심에는 바로 혈당치가 정상 범위를 넘어 높아진 상태, 즉 고혈당이 자리하고 있습니다.

혈당치는 혈액 속에 들어 있는 포도당의 농도를 가리킵니다. 요즘에는 다이어트나 건강 정보 때문에 이 단어가 꽤 익숙하실 겁니다.

우리가 식사를 하면 음식 속 '당질'이 몸에 흡수됩니다. 당질이란 영양학적으로 탄수화물에서 식이섬유를 뺀 부분을 의미합니다. 섭취된 당질은 소화 과정에서 포도당으로 바뀌고, 이 포도당이 혈관을 타고 온몸으로 보내지면서 혈당치가 올라가게 되지요.

혈당이 오르면 췌장이 곧바로 움직여 '인슐린'이라는 호르몬을 분비합니다. 인슐린은 혈액 속 포도당을 간, 근육, 지방 조직으로 옮겨 에너지로 쓰이거나 저장되도록 이끄는 역할을 하지요. 그래서 몸이 정상적으로 작동한다면 일순간 올라갔던 혈당치는 다시 서서히 내려옵니다. 참으로 정교한 시스템이라 할 수 있죠.

그런데 운동 부족이나 과식으로 몸이 대사증후군 상태에 들어가면 이 시스템이 흔들리기 시작합니다. 내장지방에서 분비되는 여러 생리활성물질이 인슐린의 작용을 방해하고, 또 근육량이 줄면 포도당을 흡수할 통로도 같이 줄어들지요. 그 결과 인슐린의 효과가 떨어지고 식사 때마다 혈당이 급격하게 치솟는 '식후 고혈당'이 반복됩니다.

여기서 끝일까요? 그렇지 않습니다.

식후 고혈당이 반복되면 혈관 안에 활성산소가 과도하게 쏟아져 나옵니다. 이 활성산소가 혈관 내벽을 손상시키고 LDL 콜레스테롤까지 산화시켜서 동맥경화가 빠르게 진행되도록 만들지요.

다행히 우리 몸에는 이런 공격에 맞서는 '항산화 방어 시스템'이 있어 웬만하면 잘 버텨 줍니다. 하지만 활성산소가 너무 많이 생기면 어떨까요? 방어력이 한계에 부딪히고 그 균형이 무너져 다양한 문제가 일어납니다. 이처럼 항산화 방어 기능이 무너진 상태를 '산화 스트레스'라고 부르지요.

활성산소가 쌓이면 혈관벽이 산화되어 녹슨 금속처럼 너덜너덜해집니다. 또한 고혈당 상태가 지속되면 인슐린이 과도하게 분비되면서 나트륨을 배출하는 기능이 떨어지고 이는 고혈압으로 이어질 수 있습니다. 높아진 혈압은 다시 혈관벽에 압력을 가해 손상을 키웁니다. 이렇게 동맥경화의 악순환 고리가 이어지는 것이죠.

최강의
노화 촉진 물질,
AGEs

이제 또 하나의 노화 원인, 바로 탄 자국(당화)에 대해 살펴볼 차례입니다.

피부와 근육이 단백질로 이루어져 있다는 것은 잘 알려져 있습니다. 그런데 혈관도 단백질로 만들어졌다는 사실, 알고 계셨나요? 문제는 혈당이 높은 상태가 오래 이어질 때입니다. 혈액 속에 남은 포도당이 혈관벽의 단백질과 결합하고 그 부위가 체온의 열을 받아 변성되면, 음식이 지나치게 구워졌을 때 생기는 탄 자국처럼 변합니다. 이 현상을 당화라고 부르지요.

당화가 일어난 혈관벽에서는 활성산소가 발생하고 조직이

손상되면서 점점 변형이 진행됩니다. 이 과정에서 만들어지는 변성 단백질이 바로 AGEs(Advanced Glycation End products, 최종당화산물)입니다. AGEs는 한곳에만 머물지 않습니다. 혈관은 물론 온몸 곳곳의 세포와 조직에 차곡차곡 쌓여 세포 기능을 떨어뜨리고 전신의 노화를 앞당기지요. 사람들이 AGEs를 '최강의 노화 물질'이라 부르는 이유입니다.

그렇다면 AGEs가 피부에 쌓이면 어떤 일이 벌어질까요? 피부 속 콜라겐이 변성되어 탄력을 잃고 그 결과로 주름이 깊어지며 피부가 점점 처집니다. 혹시 거울 속 자신의 얼굴이 예전보다 푸석푸석해지고 늘어져 보인다면, 그 뒤에는 AGEs의 축적이 숨어 있을지 모릅니다.

문제는 외모만이 아닙니다. AGEs가 늘어날수록 당뇨병 위험이 커지고 축적 정도가 심해지면 암이나 치매 같은 질환의 발병 위험까지 함께 올라가니까요.

단것·밥·빵이 혈관 노화를 앞당긴다

산화도 당화도 사실 그 출발점은 혈당이 급격히 오르는 순간입니다. 그리고 혈당을 상승시키는 가장 큰 주범은 바로 당질이죠.

특히 우리가 매일 접하는 밥, 빵, 면류 같은 곡류와 액상 음료, 디저트, 달콤한 과일들은 혈당을 순식간에 올리는 대표적인 식품입니다.

"밥 없인 식사한 것 같지 않아요."

"빵을 안 먹으면 허전해서요."

"단거, 제일 힘이 나죠!"

이런 말, 한 번쯤은 해 보셨을 겁니다. 하지만 꼭 기억하셔야 합니다. 당질이 많은 식사를 계속하면 식후마다 혈당이 급상승하고, 이 반복이 쌓여 결국 혈관 노화를 재촉하는 방아쇠가 된다는 사실을요.

밥이나 빵, 맛있는 것들을 전부 끊으라는 얘기는 아닙니다. 중요한 것은 너무 자주, 너무 많이 먹지 않도록 의식하는 일입니다. 이 작은 습관만으로도 혈관을 한층 더 젊고 건강하게 지켜 낼 수 있습니다.

3장

혈관이 젊어지면
'뇌'가 젊어진다

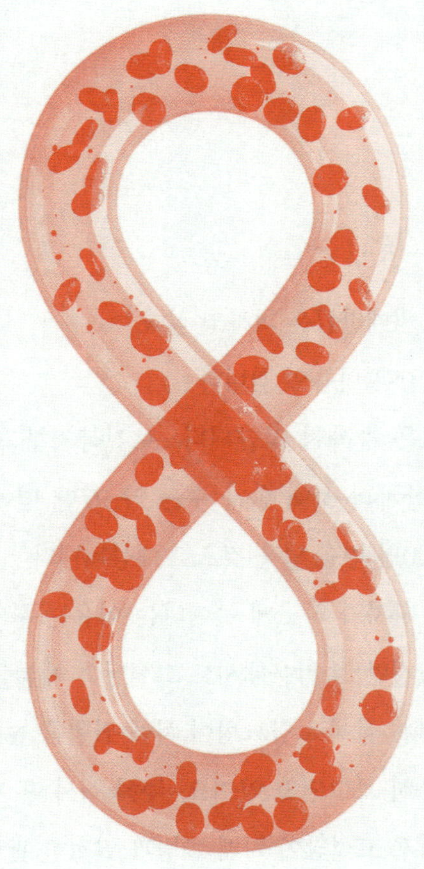

혈액은 '뇌 영양제'

혈관이
뇌를
공격하는 순간

'나이 들어도 치매만큼은 피하고 싶다.'

아마 대부분 같은 마음일 겁니다.

하지만 현실은 녹록지 않습니다. 보건복지부 자료에 따르면 2025년 한국의 치매 환자 수는 약 97만 명에 달하며, 2044년에는 200만 명을 넘을 것으로 예상됩니다.

이처럼 치매 환자가 빠르게 늘어나는 이유는 무엇일까요? 여러 요인이 있지만 그 가운데서도 고혈당은 빼놓을 수 없는 위험 요소입니다. 실제로 당뇨병이 치매 위험을 높인다는 연구 결과가 꾸준히 보고되고 있지요. 특히 식사 후 혈당이 빠르게 치솟는 식후 고혈당이 치매 발병과 밀접한 관련이 있다는 점이 최근 연구를 통해 확인된 바 있습니다. 심지어 당뇨병으로 진단되기 전 예비 단계부터 이미 치매 위험이 높아진다는 보고도 있습니다.

그렇다면 왜 고혈당이 뇌를 손상시키는 걸까요? 그 이유 중 하나는 동맥경화입니다. 고혈당이 계속되면 뇌혈관에서 동맥경화가 진행되면서 혈관이 점차 좁아지고 그에 따라 혈류가 막히거나 느려집니다. 만약 혈관벽의 혹, 즉 플라크가 터지면 그 자리에 혈전이 만들어지기도 하죠. 이 혈전이 혈관을 막으면 뇌경색이 발생합니다.

아울러 동맥경화가 심해지면 혈관벽 자체가 약해집니다. 약해진 혈관벽은 높은 압력을 견디지 못하고 터지기 쉬운데, 이때 생기는 것이 뇌출혈이지요.

이런 뇌경색이나 뇌출혈이 반복되면 뇌세포가 하나둘씩 손상되어 '혈관성 치매'로 이어지게 됩니다.

여기서 끝이 아닙니다. 고혈당이 더욱 무서운 이유는 뇌 속에서 일어나는 또 다른 변화 때문입니다.

치매에는 혈관성 치매 외에도 전체의 약 70퍼센트를 차지하는 '알츠하이머형 치매'가 있습니다. 알츠하이머형 치매는 뇌 속에 쌓이는 '베타아밀로이드(β-amyloid)'라는 단백질 찌꺼기 때문에 생깁니다. 문제는 베타아밀로이드를 분해하는 효소가 인슐린을 분해하는 효소와 같다는 점입니다.

고혈당 상태가 계속되면 인슐린이 과도하게 분비되고 이 효소는 인슐린을 처리하느라 대부분의 역량을 써 버립니다. 그러는 사이 뇌 속의 베타아밀로이드는 분해되지 못한 채 점점 쌓여 가고 결국 알츠하이머형 치매로 이어지는 겁니다.

뇌의
두 번째 에너지,
케톤체

다이어트를 할 때면 어김없이 듣는 말이 있습니다. "단것은 좋지 않다." 그런데도 가끔 "단걸 먹지 않으면 뇌가 안 돌아간다"고 스스로를 설득하며 과자나 초콜릿을 슬쩍 집어 본 경험, 한 번쯤 있을 겁니다.

하지만 이는 착각입니다.

'당질이 뇌의 에너지원'이라는 말 자체는 맞습니다. 하지만 그렇다고 꼭 단것을 먹어야 한다는 뜻은 아닙니다. 우리 몸은 지방을 분해해 '케톤체'라는 에너지원도 만들어 내니까요. 이 케톤체 역시 뇌가 사용할 수 있는 연료가 되지요. 요컨대 "뇌를 위해 단것을 꼭 먹어야 한다"라는 말은 과학적 근거가 없는 얘기입니다.

오히려 당질을 과하게 먹으면 혈당이 빠르게 치솟으면서 혈관과 뇌 모두에 부담을 줍니다. 뇌 역시 포도당이 필요하지만 그 공급원이 반드시 설탕이나 사탕처럼 단것일 필요는 없지요.

그래서 케톤체를 '뇌의 두 번째 에너지'라고 부르기도 합니다. 실제로 당질 섭취를 줄이고 케톤체를 활용하는 식습관으로 바꿨을 때 머리가 더 맑아지고 집중력이나 기억력이 좋아졌다는 보고도 적지 않습니다.

흥미로운 점은 케톤체가 단순한 대체 에너지원에 그치지 않는다는 사실입니다. 최근 연구에서는 케톤체가 장기 손상을 줄이는 작용까지 한다는 가능성도 제시되고 있습니다. 2020년 7월 시가 의과대학 연구팀은 케톤체가 당뇨병으로 인한 콩팥 손상(당뇨병성 신장병)의 진행을 억제할 수 있다는 연구 결과를 세계 최초로 발표하기도 했습니다.

정리하자면 당질을 줄이고 케톤체를 활용하는 식습관은 뇌 건강은 물론 신장, 간을 포함한 여러 장기의 건강에도 긍정적인 영향을 줄 수 있습니다.

물고기는 OK, 그냥 고기는 NO!

혈관을 늙게 만드는 음식은 단것이나 밥, 빵 같은 주식류만이 아닙니다. 의외로 주의해야 할 음식이 바로 고기입니다.

예전에는 식탁에 생선이 자연스럽게 올랐지만 요즘은 식탁 풍경이 완전히 달라졌습니다.

일본 농림수산성이 발표한 '식료 수급표'를 보면 어패류와 육류의 1인당 연간 소비량 변화를 알 수 있습니다. 이에 따르면 2001년을 기점으로 생선 소비량은 해마다 감소해 2020년에는 2001년보다 58퍼센트까지 감소했습니다. 반면 육류 소비량은 꾸준히 증가하는 추세입니다. '생선에서 고기로' 식생활의 무게중심이 옮겨 간 셈이죠.

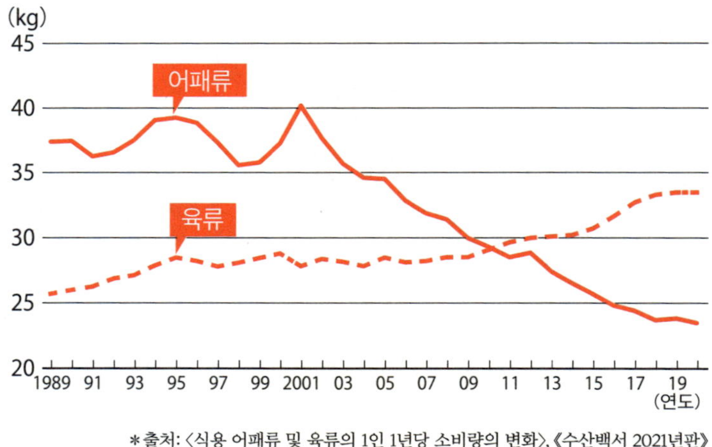

＊출처: 〈식용 어패류 및 육류의 1인 1년당 소비량의 변화〉, 《수산백서 2021년판》

실제로 동맥경화 환자분들을 진료하다 보면 고기 위주의 식사를 하시는 분들이 적지 않습니다. 끼니마다 고기를 드신다는 분들도 흔하죠. 문제는 이렇게 고기를 많이 먹을수록 혈관이 빨리 손상되고 노화가 가속화된다는 점입니다.

뇌혈관이
좋아하는 지방산은
따로 있다

고기 중심의 식습관이 왜 혈관 노화를 앞당길까요? 답은 고기 속에 들어 있는 '지방산'의 종류에 있습니다.

지방산이라는 말이 다소 생소하게 들리겠지만 핵심은 간단합니다(84쪽 그림 참고).

지방산은 크게 두 가지로 나뉩니다. 하나는 소고기, 돼지고기, 닭고기에 풍부한 '포화지방산'이고, 다른 하나는 생선이나 해산물에 풍부한 '불포화지방산'입니다. 간단히 말해 포화지방산은 상온에서 굳는 지방(고체), 불포화지방산은 상온에서도 잘 굳지 않는 기름(액체)이라고 생각하시면 됩니다.

포화지방산은 우리 몸에 필요한 에너지원이지만 과도하게

섭취하면 문제가 됩니다. 과도한 포화지방산 섭취는 LDL 콜레스테롤(일명 '나쁜 콜레스테롤') 수치를 높여 동맥경화를 촉진하는 원인이 되기 때문입니다.

반대로 불포화지방산은 LDL 콜레스테롤을 줄이고 중성지방도 낮추는 작용을 합니다. 그런데 불포화지방산에도 여러 유형이 있고 각각 특징이 다르므로 주의가 필요합니다.

불포화지방산은 '일가불포화지방산'과 '다가불포화지방산'으로 나뉩니다. 일가불포화지방산은 '오메가9계 지방산' 또는 'n-9계 지방산'이라고도 불리며 대표적으로 올리브유 등에 풍부한 올레산이 있습니다. 또한 체내에서 포화지방산으로부터 합성되기도 하죠.

오메가9계 지방산은 HDL 콜레스테롤(일명 '좋은 콜레스테롤')에는 영향을 주지 않으면서 LDL 콜레스테롤을 줄여 주기 때문에 동맥경화 예방에 도움이 되는 지방산으로 알려져 있습니다. 열에도 비교적 강해 드레싱뿐 아니라 볶음이나 튀김 요리에 적합합니다.

다가불포화지방산은 체내에서 합성할 수 없고 반드시 음식으로 섭취해야 하므로 '필수지방산'이라고 불립니다. 부족하면 피부염이 발생하거나 면역 기능이 떨어질 수 있습니다.

다가불포화지방산은 다시 '오메가6(n-6)계 지방산'과 '오메가3(n-3)계 지방산'으로 나뉩니다. 오메가6계 지방산으로는 대표적으로 콩기름이나 옥수수유 등 식물성 기름에 많이 들어 있는 리놀레산이 있습니다.

리놀레산은 일가불포화지방산처럼 콜레스테롤을 낮추는 기능이 있지만, LDL 콜레스테롤뿐만 아니라 HDL 콜레스테롤까지 함께 낮추므로 동맥경화를 예방하는 효과는 그리 크지 않습니다. 또한 대사 과정에서 리놀레산이 아라키돈산으로 변한다는 점도 주의해야 합니다.

체내에 아라키돈산이 많아지면 혈관에 염증이 생기거나 혈전이 쉽게 만들어진다는 사실은 이미 잘 알려져 있습니다. 문제는 아라키돈산이 우리가 일상적으로 자주 사용하는 식물성 기름에서 비롯된다는 점입니다. 리놀레산이 주성분인 기름은 담백하고 냄새가 거의 없으며, 무엇보다 가격이 저렴합니다. 그래서 외식업체나 슈퍼에서 판매하는 튀김, 볶음, 도시락 등 각종 음식에 널리 사용되지요. 결국 우리도 모르는 사이에 이런 기름을 매일 과하게 섭취하고 있는 셈입니다.

반면 오메가3계 지방산은 이야기가 다릅니다. 이 지방산은 등푸른생선에 풍부하게 들어 있으며 대표적으로 EPA(에이코사펜타엔산), DHA(도코사헥사엔산), 그리고 아마씨유나 들기름

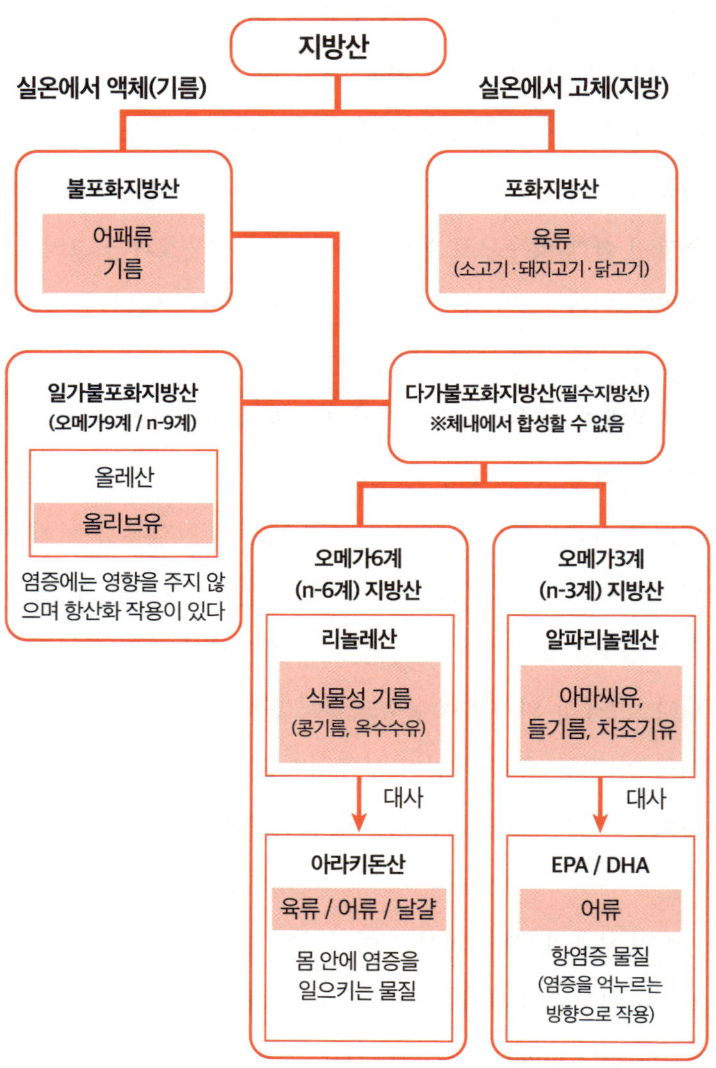

지방산의 종류와 유지류와의 관계
지방산
실온에서 액체(기름)
실온에서 고체(지방)
불포화지방산
어패류 기름
포화지방산
육류
(소고기·돼지고기·닭고기)
일가불포화지방산
(오메가9계 / n-9계)
올레산
올리브유
염증에는 영향을 주지 않으며 항산화 작용이 있다
다가불포화지방산(필수지방산)
※체내에서 합성할 수 없음
오메가6계
(n-6계) 지방산
리놀레산
식물성 기름
(콩기름, 옥수수유)
대사
아라키돈산
육류 / 어류 / 달걀
몸 안에 염증을 일으키는 물질
오메가3계
(n-3계) 지방산
알파리놀렌산
아마씨유,
들기름, 차조기유
대사
EPA / DHA
어류
항염증 물질
(염증을 억누르는 방향으로 작용)

에 함유된 알파리놀렌산이 있습니다. 알파리놀렌산은 체내에서 EPA, DHA로 전환됩니다.

EPA와 DHA는 혈관 내 중성지방을 줄이고 염증 반응을 억제하는 항염증 물질입니다. 동맥경화 예방에 기여할 뿐 아니라 아토피성 피부염, 알레르기성 비염, 건조한 피부 완화에도 도움이 됩니다. 특히 DHA는 뇌 기능을 향상시키는 지방산으로 널리 알려져 있죠.

그러므로 어떤 기름을 선택하는지는 우리가 일상에서 실천할 수 있는 가장 손쉬운 혈관 및 비만 관리법입니다.

요즘 마트에서 파는 식용유 라벨을 보면 '오메가○계' 또는 'n-○계'라는 표시를 자주 볼 수 있습니다. 이 표시는 지방산 분자 구조에서 탄소의 이중결합이 몇 번째 위치에서 시작되는지를 뜻하지만 복잡하게 외울 필요는 없습니다.

핵심을 정리하면 이렇습니다.

· 오메가6계 지방산 → 염증을 일으키기 쉬우므로 과다 섭취는 주의하기
· 오메가3계 지방산 → 염증을 막아 주므로 적극적으로 섭취하기

단, 한 가지 주의할 점이 있습니다. 오메가3 지방산은 열에 약해서 가열하면 쉽게 산화됩니다. 따라서 튀김이나 볶음처럼 고온에서 조리할 때는 오메가9계 지방산(올리브유)을 활용하시기 바랍니다.

이 원칙만 기억해도 어떤 기름을 선택하고 어떤 방식으로 조리해야 할지 훨씬 명확해집니다.

오메가6는 줄이고,
오메가3는
올리고

우리 몸속에서 리놀레산이 변환되어 만들어지는 아라키돈산은 고기, 생선, 달걀 등에도 다량 들어 있습니다. 따라서 식물성 기름에 더해 소고기, 돼지고기, 닭고기 등 육류 위주의 식사를 계속하면 동맥경화 위험이 커질 뿐 아니라 몸 전체에 만성적인 염증이 생기기 쉬워집니다.

물론 생선에도 아라키돈산이 들어 있습니다. 하지만 생선에는 EPA와 DHA 같은 항염증 지방산도 풍부해서 아라키돈산이 일으키는 염증 반응을 완화해 줍니다. 예로부터 생선이 건강식으로 꼽혀 온 이유가 여기에 있죠.

사실 염증 자체가 꼭 나쁜 것만은 아닙니다. 염증은 외부 자극으로부터 우리 몸을 지키고 손상된 조직을 복구하는 데 필요한 면역 반응이니까요.

앞에서 설명했듯이, 혈관의 가장 안쪽을 덮고 있는 내피세포는 혈압이나 혈류의 자극, 산화 스트레스 등에 의해 쉽게 상처를 입곤 합니다. 이때 손상 부위에 염증이 생기는 과정에서 산화된 LDL 콜레스테롤이 면역세포에 흡수되고, 이 물질이 혈관벽 안쪽에 차곡차곡 쌓이면서 플라크가 만들어집니다. 이 단계가 바로 동맥경화의 시작점입니다. 여기에 흡연, 스트레스, 고혈압, 당뇨병, 이상지질혈증처럼 다양한 생활 습관병이 겹치면 혈관 손상은 훨씬 빠르게 진행되지요.

따라서 동맥경화를 예방하려면 생활 습관병을 관리하는 것은 물론, 혈관벽에서 일어나는 만성 염증을 줄이는 것이 중요합니다.

염증은 혈관에만 머무르지 않습니다. 피부, 간, 신장, 뇌 등 거의 모든 기관에서 세포 손상과 노화를 일으키는 원인이 되지요. 다행히 우리 몸에는 이러한 염증을 억제하고 장기를 손상으로부터 보호하는 자체적인 방어 시스템이 갖춰져 있습니다.

그렇다면 체내 염증을 조절하는 열쇠는 어디에 있을까요? 바로 우리가 섭취하는 지방산의 균형에 있습니다. 오메가6계 지방산 섭취는 줄이고 오메가3계 지방산 섭취는 늘리는 것, 이 단순한 변화만으로도 몸속 염증이 차분히 가라앉고 혈관과 세포의 건강을 유지하는 데 큰 도움이 됩니다.

오해하지 마세요. 고기를 먹지 말라는 얘기가 아닙니다. 고기는 우리 몸을 만드는 데 꼭 필요한 양질의 단백질 공급원이기도 하니까요.

중요한 것은 '어떤 지방을 얼마나 섭취하는가'입니다. 즉, 지방의 질과 균형을 알고 현명하게 섭취하는 것이 핵심이지요.

EPA·DHA와 아라키돈산의 섭취 비율은 1 대 1이 이상적이라고 합니다. 이 비율을 염두에 두고 식단을 구성해 보세요.

또한 단백질을 섭취할 때는 고기나 생선 같은 동물성 단백질에만 기대지 말고 두부, 콩류 같은 식물성 단백질도 골고루 챙기시기 바랍니다. 이렇게 하면 단백질을 효율적으로 흡수할 수 있을 뿐 아니라 지방산의 불균형도 자연스럽게 완화됩니다.

뇌혈관의 최대 적, 트랜스지방과 과산화지질

마지막으로 뇌혈관 건강을 위해 조심해야 할 지방산에 대해 살펴보겠습니다.

가장 경계해야 할 것은 단연 '트랜스지방산'입니다. "트랜스지방산이 몸에 해롭다"라는 말은 이미 여러 번 들어 보셨지요?

실제로 트랜스지방산은 만성 염증의 근원으로 알려져 있습니다. 농림수산성의 공식 자료에도 "트랜스지방산을 자주 섭취하는 사람은 적게 섭취하는 사람보다 심장병 위험이 높다"라고 명시되어 있지요.

정리하자면 고기에 들어 있는 아라키돈산은 우리 몸에 필요하긴 하지만 과다 섭취를 조심해야 할 지방산인 반면, 트랜스지방산은 전혀 섭취할 필요가 없는 지방산입니다.

트랜스지방산에는 두 가지 종류가 있습니다. 하나는 소고기, 양고기, 우유, 유제품 등에 미량으로 들어 있는 천연 트랜스지방산, 다른 하나는 식물성 기름이나 생선 기름을 인위적으로 가공해 반고체나 고체 형태로 만드는 과정에서 생기는 인공 트랜스지방산입니다.

인공 트랜스지방산의 대표 주자가 바로 마가린과 쇼트닝입니다. 이 두 가지를 원재료로 사용한 빵, 케이크, 도넛이나 각종 튀김류에는 트랜스지방산이 포함된 경우가 많지요. 최근 건강에 대한 관심이 높아지면서 트랜스지방 함량을 줄인 제품이 늘어나는 추세이지만, 트랜스지방산이 지닌 유해성 자체는 사라지지 않았다는 점을 꼭 기억하시기 바랍니다.

아울러 평소 지방이 많은 식사를 할수록 트랜스지방산 섭취량도 덩달아 늘어나기 쉽다는 사실도 잊지 마세요.

다음으로 피해야 할 것이 '과산화지질'입니다.

과산화지질이란 공기 중 활성산소에 의해 산화된 지방을 말합니다. 이러한 지방이 몸속에 들어가면 세포를 손상시키고 활성산소를 더 늘려 만성 염증을 일으키지요.

대표적인 예가 오래된 튀김류입니다. 여러 번 재사용한 튀김용 기름, 튀긴 지 오래된 음식, 과자류, 인스턴트식품 등은 과산화지질의 위험이 숨어 있는 먹거리입니다. 혈관과 세포의 노화를 늦추고 싶다면 이런 음식들을 의식적으로 줄이는 일부터 시작해 보시기 바랍니다.

미인은
잠이
많다지만

혈관의 젊음을 지키기 위해 빼놓을 수 없는 요소가 바로 '수면'입니다. 만성적인 수면 부족은 단순히 피로의 문제가 아니라 혈관 자체를 손상시키는 직접적인 원인이 되기 때문이지요.

현대인의 수면 부족은 그 어느 때보다 심각한 수준에 이르렀습니다. 후생노동성이 2018년에 실시한 '국민 건강·영양 조사'에 따르면 "최근 한 달 동안 충분히 잠을 자지 못했다"고 답한 사람이 전체의 21.7퍼센트에 달했습니다. 또 하루 평균 수면 시간이 여섯 시간 미만이라고 답한 사람의 비율이 남성 30~50대, 여성 40~60대에서 40퍼센트를 넘었다는 점도 눈여

겨볼 만합니다.

다시 말해 10명 중 4명 이상이 만성적인 수면 부족 상태로 뇌가 완전히 회복되지 못한 채 하루하루 버티고 있는 셈이지요. 이런 상황이라면 어떤 일이 벌어질까요? 일상생활에서 일의 집중력이나 집안일의 효율이 떨어지는 것도 어찌 보면 당연한 일입니다.

우리 몸의 생체 리듬을 조절하는 자율신경계는 교감신경과 부교감신경이라는 두 축으로 이루어져 있다고 앞서 말했습니다. 낮에는 교감신경이 우위를 차지해 신체 긴장도를 높이고, 밤에는 부교감신경이 주도권을 잡아 혈관을 이완시키고 전신을 편안한 상태로 되돌립니다.

그런데 수면 부족이 이어지면 이 균형이 무너집니다. 부교감신경이 충분히 작동하지 못한 채 교감신경만 지속적으로 활성화되고 혈관은 긴장한 상태로 수축하고 말지요. 그 결과 혈액은 점점 끈적해지고 혈압이 오르며 심장과 뇌에는 지속적인 부담이 쌓입니다. 이런 흐름이 반복되면 동맥경화나 심근경색 같은 치명적인 혈관 질환 위험도 커질 수밖에 없습니다.

깊은 잠에 들었을 때 분비되는 성장 호르몬은 손상된 혈관 내피세포를 복구하는 데 중요한 역할을 합니다. 아울러 혈관을 젊게 만들어 주는 일산화질소(NO)의 분비 또한 늘어난다고 알려져 있지요(일산화질소에 대해서는 뒤에서 자세히 설명하겠습니다).

잠들 무렵 뇌에서는 또 하나의 중요한 호르몬인 멜라토닌이 분비되는데, 이 호르몬은 혈당 조절과 깊은 관련이 있습니다. 이미 의학적으로 근거가 있음이 밝혀졌습니다. 미국 하버드대학교 맥멀린 박사의 2013년 연구에 따르면, 멜라토닌 분비가 적은 사람은 제2형 당뇨병에 걸릴 위험이 평균보다 2.17배 높았다고 합니다.

즉, 수면 부족은 단순히 피로가 쌓이는 차원을 넘어 혈관이 회복할 기회를 빼앗고, 고혈당과 당뇨병 위험까지 높이는 심각한 요인이 된다는 뜻입니다.

수면 부족이 이어지면 뇌 건강 역시 악화되고 노화 속도도 빨라집니다. 우리가 잠든 동안에 뇌척수액이 순환하며 뇌 속 노폐물, 특히 베타아밀로이드를 씻어 냅니다. 하지만 수면이 부족하면 이러한 '뇌 속 청소'가 제대로 이뤄질 리 만무합니다.

뇌 속에 노폐물이 쌓이면 어떻게 될까요? 시간이 지날수록

뇌 기능이 떨어지면서 알츠하이머형 치매 위험이 커질 수밖
에 없습니다.

잘 자는
사람의 뇌,
못 자는 사람의 뇌

수면이 부족하면 그저 피곤해지는 정도로만 여기기 쉽지만 실제로는 다이어트에도 큰 타격을 줍니다. 왜 그럴까요? 몸 속 호르몬 균형이 깨지면서 식욕 조절이 어려워지기 때문입니다.

우리 몸에는 식욕을 조절하는 두 가지 주요 호르몬이 있습니다. 식욕을 억제하는 '렙틴(leptin)'과 식욕을 자극하는 '그렐린(ghrelin)'입니다. 두 호르몬은 서로 반대되는 역할을 하며, 뇌의 포만중추에 신호를 보내 식사량을 정교하게 조절합니다. 렙틴은 에너지가 충분히 공급되었음을 알려 '이제 그만 먹어도 된다'는 브레이크 역할을 하고, 그렐린은 에너지가 부족하다는 신호를 보내 '조금만 더 먹자'는 액셀 역할을 하지요.

문제는 수면이 부족해지면 이 균형이 무너진다는 점입니다. 식욕을 자극하는 그렐린 분비는 과도하게 늘어나고 식욕을 억제하는 렙틴의 분비는 줄어들지요. 배고픔 신호는 강해지는데 포만감 신호는 약해지니 식욕이 폭발할 수밖에 없습니다. 여기에 수면 부족에서 오는 짜증이나 피로까지 더해지면 뇌는 본능적으로 자극적이고 칼로리 높은 음식, 특히 단맛과 기름진 맛을 찾게 됩니다. 소위 '스트레스 먹방'이 시작되는 순간이지요.

문제는 여기서 끝나지 않습니다. 수면 부족은 몸을 무겁고 나른하게 만들어 조금만 움직여도 쉽게 지치게 만듭니다. 그 결과 활동량이 줄고 에너지 소비도 감소하면서 몸은 점점 살이 쉽게 붙는 체질로 변해 가지요.

피곤함을 이기려고 진한 커피나 차로 하루를 버티는 분도 많지만 그리 권장할 만한 습관은 아닙니다. 과식, 운동 부족, 카페인 과다가 다시 수면의 질을 떨어뜨리면서 악순환이 반복되기 때문입니다.

하루 두세 잔 정도의 커피나 차는 크게 문제 되지 않습니다. 하지만 밤늦은 시간에 마시거나 과도하게 섭취하는 것은 가급적 피하는 편이 좋습니다. 불면증으로 고민이라면 잠자리에 들기 전에 커피 대신 카페인이 없는 음료로 하루를 차분히 마무리해 보시기 바랍니다.

수면 부족은
뇌 노화의
갈림길

여러분은 하루에 얼마나 주무시고 계신가요? 다섯 시간 이상 숙면을 취하고 있나요?

연구에 따르면, 수면 시간이 다섯 시간 이하로 줄어들면 일곱 시간 이상 자는 사람에 비해 고혈압 위험이 확연히 높아진다고 합니다.

뉴스에서 '과로로 인한 돌연사' 소식을 접할 때마다 이런 생각이 들곤 합니다. '혹시 수면 부족으로 혈관과 심장에 과부하를 주는 생활이 너무 오래 이어진 건 아닐까?' 하고 말이죠.

특히 중장년층이 꼭 주의해야 할 질환이 있습니다. 바로 '수면무호흡증'입니다.

이 질환은 단순한 코골이가 아닙니다. 공기의 통로인 상기도(비강에서 인두·후두까지의 기도)가 좁아져 10초 이상 숨이 멎는 무호흡 상태와 다시 숨을 몰아쉬는 호흡 재개가 밤새 반복되는 병이지요. 호흡이 다시 이어질 때마다 큰 코골이가 동반되는 것이 특징입니다.

진짜 문제는 바로 이때입니다. 숨이 멎었다가 다시 이어지는 순간마다 교감신경이 급격히 자극되고 혈압은 순간적으로 치솟습니다. 이런 무호흡과 재호흡이 밤새 반복되면 어떻게 될까요? 체내 산소포화도가 낮아지고 수면의 질은 점점 떨어지며 다음 날까지 교감신경의 긴장과 혈압 상승이 이어집니다. 결국 고혈압과 동맥경화의 씨앗이 차곡차곡 쌓여 가게 되지요.

방치하면 더 큰 위험이 따릅니다. 수면무호흡증은 심부전으로 악화될 가능성이 크고 심한 경우 생명까지 위협할 수 있습니다. 코골이가 심하거나 자는 동안 숨이 멎는 듯한 증상이 있다면 절대 그냥 넘겨선 안 됩니다. 순환기내과, 호흡기내과, 이비인후과 등 전문의를 찾아 정확한 진단을 받는 편이 좋습니다. 가족의 관찰도 중요합니다. 자는 동안의 상황을 스스로 알기 어렵기 때문에 함께 지내는 가족이 가장 먼저 신호를 알아차릴 수 있습니다.

이처럼 수면 부족이나 수면의 질 저하가 불러오는 위험은 결코 가볍지 않습니다. 혈관 손상, 비만, 각종 생활 습관병, 심장 부담, 뇌 노화에 이르기까지 수많은 위험이 연쇄적으로 이어지지요.

반대로 충분하고 질 좋은 수면은 혈관을 회복시키고 동맥경화, 고혈압, 당뇨 등 만성질환 위험을 크게 낮춰 줍니다. 충분한 수면을 취하면 몸과 마음의 회복 속도가 빨라지고 뇌의 집중력과 사고력도 한층 또렷해지지요.

수면은 단순히 몸을 쉬게 하는 시간이 아닙니다. 잠들어 있는 그 시간이야말로 몸이 스스로를 치유하고 혈관이 다시 젊음을 되찾는 소중한 기회임을 명심하시기 바랍니다.

혈관의
숨통이
막혔을 때

혈관은 혈액을 실어 온몸의 세포에 영양분과 산소를 전달하는 통로입니다. 영양분은 우리가 먹는 음식을 통해, 산소는 매 순간 들이마시는 호흡을 통해 공급되지요.

입과 코로 들이마신 공기는 기관을 지나 폐로 들어가고 다시 기관지를 따라가 결국 폐포에 도달합니다. 폐포에서는 들이마신 공기 속 산소가 모세혈관으로 넘어가는데, 이렇게 모세혈관 안으로 흡수된 산소는 동맥을 타고 온몸 구석구석의 세포로 실려 갑니다. 각 세포는 이 산소를 받아들여 에너지를 만들어 내고 이 과정에서 이산화탄소가 부산물로 생성되지요.

이때 세포에서 발생한 이산화탄소는 정맥을 통해 회수됩니다. 이산화탄소를 실은 정맥혈은 심장을 거쳐 다시 폐포로 되돌아오고, 폐포에서는 혈액이 이산화탄소를 내보내는 대신 그 자리에 새로운 산소를 받아들입니다. 이렇게 산소로 가득 찬 혈액은 다시 심장으로 돌아와 대동맥을 타고 전신의 세포를 향해 떠나고, 폐포에 남은 이산화탄소는 우리가 내쉬는 숨과 함께 몸 밖으로 빠져나가지요. 이것이 바로 공기를 통해 들이마신 산소가 온몸에 퍼지고 이산화탄소로 바뀌어 몸 밖으로 배출되는 호흡의 순환 메커니즘입니다.

이처럼 산소는 모든 장기와 조직이 제대로 작동하기 위해 반드시 필요한 존재입니다. 잠깐이라도 산소 공급이 부족해지면 몸은 곧바로 이상 신호를 보냅니다. 이때 산소를 받아들이는 데 중요한 역할을 하는 것이 바로 '호흡력'이지요.

호흡력이 떨어지면 어떤 문제가 생길까요? 우선 폐 기능이 약해지고 그 여파로 온몸의 세포가 만성적인 산소 부족에 시달립니다. 대표적인 질환이 '만성폐쇄성폐질환(COPD)'인데 가장 큰 원인은 흡연입니다. 담배 연기 속 유해 물질이 오랜 기간 폐를 자극해 만성 염증을 일으키고 그 결과 서서히 호흡 기능이 저하되지요.

이 때문에 만성폐쇄성폐질환은 생활 습관병의 하나로 분류되며 최근에는 중장년층을 중심으로 꾸준히 증가하는 추세입니다. 이 병은 흡연자에게만 생기는 것이 아닙니다. 간접흡연만으로도 발병할 수 있기 때문에, 예방을 위해서는 금연은 물론이고 완전히 분리된 흡연 환경을 갖추는 것이 중요합니다.

만성폐쇄성폐질환은 단순히 숨쉬기만 힘들어지는 병이 아닙니다. 고혈압, 허혈성 심질환, 만성 심부전, 이상지질혈증, 골다공증, 소화성 궤양, 우울증 등 여러 질환이 함께 나타납니다. 또한 신종 코로나바이러스 감염증의 중증화를 초래하는 기저 질환으로도 알려져 있지요.

최근에는 또 다른 호흡 습관이 문제로 떠오르고 있습니다. 바로 '구호흡', 즉 코 대신 입으로 숨 쉬는 습관입니다. 구호흡이 늘어나면 입안이 건조해지고 세균 감염이나 알레르기에 노출되기 쉬운 환경이 됩니다.

해결 방법은 의외로 단순합니다. 잘 씹고 잘 말하고 자주 웃는 것. 이 세 가지 행동만 꾸준히 실천해도 침 분비가 자연스럽게 늘어나 입안을 촉촉하게 유지하고 각종 세균 번식을 억제하는 데 도움이 되지요.

또한 성인 10명 중 7명이 앓고 있는 치주병은 단순한 잇몸 질환이 아닙니다. 치주병은 동맥경화를 일으키는 주요 원인 가운데 하나로 전신 건강과도 깊게 연결된 병입니다. 치주병은 당뇨병과도 서로 깊게 연결되어 있습니다. 당뇨병 환자가 치주병에 걸리면 혈당 조절이 더 어려워집니다. 반대로 잇몸을 치료해 염증을 줄이면 혈당 조절이 호전되는 경우도 많습니다.

입 주변 근육과 혀를 꾸준히 움직여 구강 기능이 떨어지지 않도록 관리하는 것 역시 호흡력을 높이는 중요한 방법입니다. 구체적인 실천 방법은 2부에서 자세히 소개하겠습니다.

뇌를 깨우는 심호흡의 기적

현대 사회에서 스트레스 없이 살아간다는 건 거의 불가능에 가깝습니다. 스트레스를 받으면 자연스레 호흡이 얕고 짧아지고 몸에서는 교감신경이 우위를 차지하게 되지요. 다시 말해 스트레스는 호흡력을 약화시키는 커다란 요인 중 하나입니다.

과도한 스트레스를 받은 몸은 만성적인 수면 부족 상태와 비슷합니다. 교감신경이 계속 활성화되면서 혈관이 수축하고 혈압이 상승하지요. 그 결과 혈관의 노화 속도는 한층 빨라지고 심박수도 높아져 심장과 뇌는 쉼 없이 압박을 받습니다. 스트레스가 쌓일수록 혈관이 먼저 지치는 이유가 여기에 있습니다.

문제는 많은 사람들이 스트레스를 느끼면서도 그저 참고 견딘다는 점입니다. 아무리 혈관 나이를 되돌리고자 생활 습관을 바꾸고 건강 관리를 열심히 해도, 표정에 생기가 없고 마음이 굳게 닫혀 있다면 그 노력은 반쪽짜리에 머물 수밖에 없습니다.

반면 심호흡 한 번이 마음과 몸에 주는 힘은 생각보다 훨씬 큽니다. 복식호흡은 부교감신경의 작용을 도와 긴장된 몸을 자연스럽게 이완시키고 혈관 건강을 지키는 데도 중요한 역할을 합니다. 마치 자율신경의 스위치를 부드럽게 '이완 모드'로 돌려 주는 것처럼요.

스트레스를 완전히 없앨 수는 없겠지요. 하지만 무엇이 지금 나를 힘들게 하는지, 그 감정을 인정하며 스스로 들여다보는 것이 회복의 첫걸음입니다. 혼자 꾹 참고 버티지만 말고, 자신에게 맞는 방법으로 천천히 스트레스를 풀어내는 작은 시도부터 시작해 보세요.

4장

혈관이 젊어지면
'내장'이 젊어진다

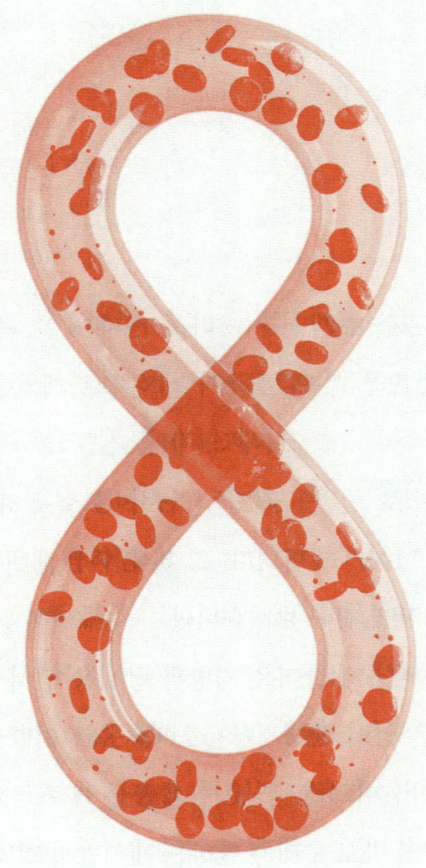

혈액은 '내장 청소부'

지방은 체내에서
세 군데에
집중적으로 쌓인다

지금까지 혈관을 손상시키는 다섯 가지 요인, 즉 고혈당, 지질의 불균형, 수면 부족, 호흡력 저하, 스트레스에 대해 살펴보았습니다.

이제 본격적으로 '혈관을 젊게 만들려면 무엇을 해야 할까?'라는 질문으로 넘어가려 합니다. 그 전에 우선 체내에 쌓이는 체지방에 대해 잠깐 짚어 보겠습니다.

음식을 통해 과하게 들어온 지방과 당질은 먼저 에너지로 사용된 뒤, 남은 양이 백색지방세포에서 중성지방으로 합성되어 저장됩니다. 이렇게 백색지방세포 안에 차곡차곡 쌓인 중성지방, 이것이 바로 우리가 말하는 체지방의 정체입니다.

　중성지방이 쌓인 백색지방세포는 풍선처럼 부풀면서 점점 더 많은 지방을 담아 냅니다. 그 상태가 계속되면 기존 세포 하나하나가 커질 뿐 아니라 세포 수 자체도 늘려 가며 더 많은 지방을 받아들이기도 합니다.

　건강검진에서 자주 보게 되는 '중성지방' 항목은 이런 상태를 수치로 보여 주는 지표입니다. 검사 결과지에서는 '트리글리세라이드(triglyceride)'라는 이름으로 표기되는 경우가 많지요.

　일반적으로 중성지방 수치는 공복 상태에서 측정하며 금식 후 채혈에서 150mg/dL 이상이면 고트리글리세라이드혈증으로 진단합니다.

　최근에는 공복 시 중성지방 수치가 정상이더라도 식후 혈중 중성지방이 크게 오르고 그 상태가 오래 지속되는 경우에 주목하고 있습니다. 이를 '식후고지혈증'이라고 부릅니다. 2022년 7월 일본 동맥경화학회가 5년 만에 개정한 《동맥경화성 질환 예방 가이드라인(2022년판)》에서는 이상지질혈증 진단 기준에 '식후(비공복) 중성지방치'를 새로 추가했습니다. 즉, 공복 시뿐 아니라 식후 채혈에서 중성지방이 175mg/dL 이상이라면 역시 고트리글리세라이드혈증으로 진단된다는 뜻입니다.

중성지방과 함께 건강검진에서 자주 등장하는 수치가 바로 LDL, HDL, 그리고 총콜레스테롤입니다.

LDL을 '나쁜 콜레스테롤', HDL을 '좋은 콜레스테롤'이라고 부르다 보니 전혀 다른 두 물질처럼 느껴지지만 사실 모두 같은 콜레스테롤입니다.

조금 더 전문적으로 설명하면, 콜레스테롤은 '지단백질'이라는 입자에 실려 혈액 속을 돌아다니며 각 장기와 말단 조직으로 운반됩니다. LDL은 '저비중 지단백질(Low Density Lipoprotein)'의 약자로, LDL 콜레스테롤은 이 LDL 입자가 실어 나르는 콜레스테롤을 뜻하지요. LDL 콜레스테롤은 신체 각 조직에 콜레스테롤을 공급하는 역할을 하지만, 사용되고 남은 LDL 콜레스테롤은 계속 혈액 속을 떠돌게 됩니다. 이 남은 LDL 콜레스테롤이 혈관벽에 달라붙어 플라크를 만들고 동맥경화의 원인이 되기 때문에 '나쁜 콜레스테롤'이라는 별명이 붙은 것입니다.

하지만 동맥경화를 이야기할 때 LDL 콜레스테롤만을 악당으로 몰 수는 없습니다. LDL이 활성산소에 의해 산화되면 '산화 LDL'이 됩니다. 이 산화 LDL이 산화 스트레스로 이미 손상된 혈관벽 안으로 파고들어 염증을 일으키며, 이 과정이 동맥경화가 진행되는 핵심 메커니즘으로 알려져 있습니다.

반대로 HDL은 '고비중 지단백질(High Density Lipoprotein)' 의 약자로, 몸에서 쓰고 남은 콜레스테롤을 회수해 간으로 되돌려보내는 역할을 합니다. 혈관 안에 남은 과잉 콜레스테롤을 청소해 주는 구실을 하므로 HDL 콜레스테롤을 '좋은 콜레스테롤'이라고 부르는 것이지요.

이제 체지방, 즉 백색지방세포에 대해 알아보겠습니다. 백색지방세포는 몸 곳곳에 퍼져 있지만 지방이 쌓이는 위치에 따라 세 가지로 나뉩니다.

① 피하지방: 피부 바로 아래에 붙는 지방.
② 내장지방: 장간막(소장을 감싸는 막) 주변에 붙는 지방. 대사증후군을 판단하는 기준이 된다.
③ 이소성 지방: 간, 심장, 근육 등에 축적되는 지방.

이제부터는 이 책의 핵심 주제인 내장지방에 대해 본격적으로 알아보겠습니다.

내장비만은 혈관이 위험하다는 적색 신호

젊고 건강해 보이는 인상을 위해 가장 먼저 무엇을 신경 써야 할까요? 그건 바로 불룩 나온 배를 집어넣는 일입니다. 즉, 다이어트를 통해 내장지방을 줄이는 것이 젊음을 되찾는 첫걸음이라는 뜻이죠.

비만은 지방이 어디에 쌓이느냐에 따라 두 가지로 나뉩니다. 피부 바로 아래에 지방이 많은 '피하지방형 비만', 그리고 장기 주변에 지방이 몰려 있는 '내장지방형 비만'입니다.

일반적으로 여성은 피하지방형, 남성은 내장지방형이 많다고 알려져 있죠. 하지만 여성도 갱년기 전후의 호르몬 변화로 피하지방형에서 내장지방형으로 바뀌는 경우가 많습니다.

남녀를 막론하고 '중년에 살이 부쩍 쪘다'고 느낀다면 그 대부분은 내장지방이 쌓인 결과라고 봐도 무방합니다.

왜 이런 변화가 일어날까요? 40대 이후에는 활동량이 줄고 근육량이 감소하면서 기초대사량도 떨어집니다. 몸이 에너지를 덜 쓰게 되니 내장지방은 더 쉽게 쌓입니다. 그런데도 젊은 시절과 같은 식습관을 유지한다면 지방이 축적되는 속도는 점점 빨라질 수밖에 없겠죠.

식사뿐 아니라 알코올도 주의해야 합니다. 알코올은 내장지방을 늘리는 호르몬의 분비를 촉진합니다. 또한 간에서 알코올을 분해하는 과정에서 만들어지는 중성지방은 내장지방으로 쉽게 쌓이지요.

그렇다면 내장지방형 비만 여부는 어떻게 확인할까요? 방법은 간단합니다. 배꼽을 기준으로 복부 둘레를 수평으로 재보면 됩니다. 남성은 85센티미터 이상, 여성은 90센티미터 이상이면 내장지방형 비만일 가능성이 높습니다.

건강검진표에 있는 '복부 둘레' 항목이 바로 이 지표입니다. 여기에 더해 '지질, 혈압, 혈당' 세 항목 중 두 가지 이상이 기준을 벗어나면 대사증후군으로 진단하지요.

<h1 style="text-align:center">대사증후군 진단 기준</h1>

내장지방 축적

허리둘레

남성: 85cm 이상   **여성: 90cm 이상**

(내장지방 면적 남녀 모두 100cm² 이상에 해당)

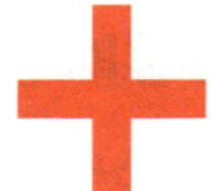

아래 3항목 중 2항목 이상 해당 시 대사증후군 진단

지질 이상	고혈압	고혈당
중성지방	수축기(최대) 혈압	공복 시 혈당치
150mg/dL 이상 및/또는	130mmHg 이상 및/또는	110mg/dL 이상 및/또는
HDL 콜레스테롤	이완기(최소) 혈압	HbA1c 6.0% 이상
40mg/dL 미만	85mmHg 이상	

대사증후군

대사증후군은 하나의 질병이라기보다 동맥경화와 여러 혈관 질환 위험이 크게 높아졌다는 경고 신호라고 할 수 있습니다.

결국 내장지방이 쌓인다는 것은 단순히 겉모습이 변하고 배가 나오는 문제가 아니라, 몸속에서 이미 노화와 각종 질병이 조용히 시작되고 있다는 확실한 신호인 셈입니다.

젊어지고 싶다면
내장지방부터
줄여라

그렇다면 백색지방세포는 우리 몸에서 어떤 역할을 할까요?

백색지방세포에 쌓인 중성지방은 필요할 때 분해되어 '유리지방산'과 '글리세롤'로 바뀝니다. 이렇게 만들어진 성분들은 우리 몸이 움직이고 살아가는 데 쓰이는 주요한 에너지가 되지요. 실제로 지방은 매우 효율적인 에너지 공급원이므로 지방세포는 '에너지 창고'라고 할 수 있습니다.

요컨대 백색지방세포는 생명 활동에 필요한 에너지의 저장과 공급을 조절하는 역할을 맡고 있습니다. 또한 여기에 축적된 지방은 체온을 유지해 주는 단열재이자 내장을 제자리에 단단히 받쳐 주는 역할도 하지요.

최근 연구에서는 백색지방세포가 '아디포(지방)사이토카인(생리활성물질)'이라고 불리는 여러 물질을 분비해 몸 전체의 기능과 균형을 조절한다는 사실도 밝혀졌습니다.

아디포사이토카인(adipocytokine)에는 이로운 물질도 있고 해로운 물질도 있습니다. 특히 대사증후군 상태에서는 고혈압, 당뇨, 이상지질혈증, 동맥경화 같은 생활 습관병은 물론 유방암, 대장암 등 일부 암의 발병까지 촉진하는 해로운 물질(악성 물질)이 늘어나는 경향이 있습니다.

반대로 아디포사이토카인 가운데 대표적인 이로운 물질이 '아디포넥틴(adiponectin)'입니다. 이 물질은 염증을 억제하고 인슐린 작용을 도와 혈당을 낮추며 동맥경화 예방에도 효과를 보이지요. 지방을 잘 태워 주기 때문에 '살 빠지는 호르몬'이라고도 불립니다.

아디포사이토카인은 피하지방에서도 분비되지만 내장지방에서 나오는 것에 비하면 양이 훨씬 적습니다. 게다가 내장지방에서만 특이하게 생성되는 염증성 물질이 있다는 사실도 밝혀졌습니다.

내장지방이 늘어나면 백색지방세포는 중성지방으로 잔뜩 부풀어 오릅니다. 비만이 심해질수록 아디포넥틴과 렙틴(식욕을 억제해 비만을 예방하는 호르몬)은 점점 줄어듭니다. 동시에

TNF-α, 레지스틴처럼 인슐린 작용을 방해하는 해로운 물질은 오히려 늘어나지요. 그 결과 혈당이 쉽게 오르는 상태가 됩니다.

즉, 내장지방이 많을수록 지방세포에서 분비되는 생리활성 물질의 조절 기능에 문제가 생기고, 그 여파로 고혈당 위험과 혈관 손상 위험이 동시에 높아진다는 뜻입니다.

더 나아가 최근에는 내장지방에서 나오는 염증성 물질이 암세포의 발생과 성장에 직접적인 영향을 줄 수 있다는 점도 지적되고 있습니다.

이처럼 내장지방은 단순히 배를 불룩하게 만드는 데에만 그치지 않습니다. 겉으로는 실제보다 더 나이 들어 보이게 만들고, 안으로는 혈압과 혈당을 끌어올려 혈관에 상처를 남깁니다. 그 결과 혈관 나이는 빠르게 늙어 가고, 인슐린 작용이 약해지면서 전신의 노화를 촉진하는 악성 물질이 분비되어 각종 질병 위험이 높아집니다(121쪽 그림 참고).

제가 내장지방을 줄이는 일이야말로 젊어지는 가장 빠른 길이라고 확신하는 이유는 명백합니다. 내장지방이 줄면 몸의 겉과 속이 모두 젊어지기 때문이지요.

내장지방의 축적은 전신의 장기와 외모의 노화를 초래한다

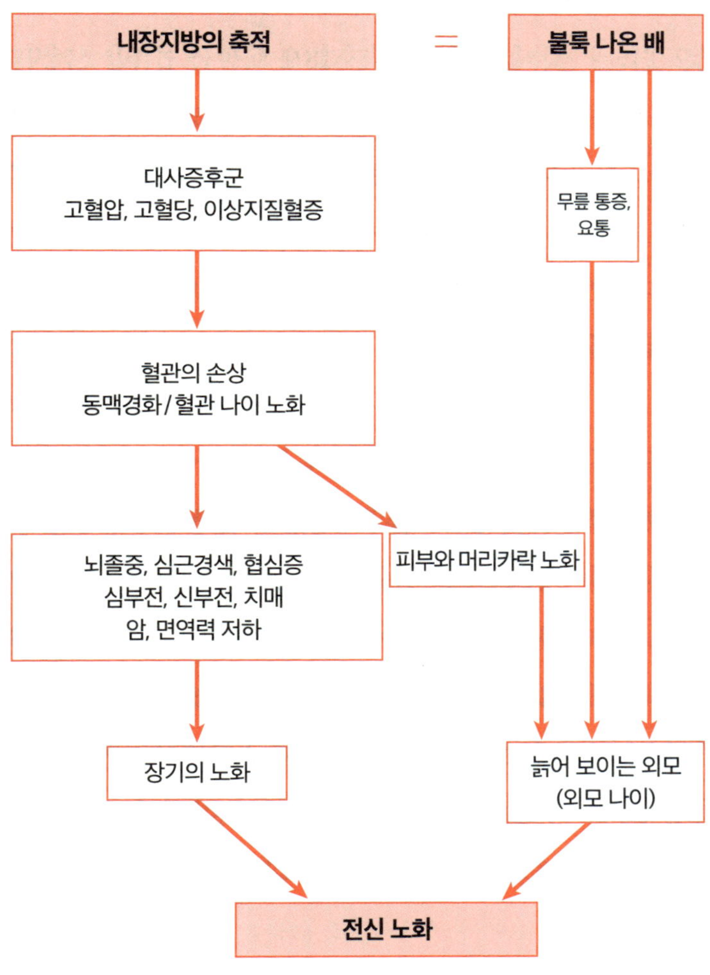

마지막으로, 내장지방이 수명을 단축시킨다는 조사 결과도 소개하고 싶습니다.

2013년 미국 메이요 클리닉이 18세 이상 성인 1만 2,785명을 대상으로 실시한 조사에 따르면, BMI(체질량지수)가 정상 범위인 사람 가운데 내장지방형으로 분류된 경우는 그렇지 않은 사람보다 사망 위험이 2배 이상 높았습니다. 특히 심혈관 질환으로 인한 사망 위험은 약 2.75배나 높은 것으로 나타났습니다.

심장과 간을
위협하는
'에일리언 지방'

앞서 살펴본 체지방의 세 가지 종류 중 하나가 '이소성 지방'입니다.

다소 낯선 이름일 수 있는데, 이소성 지방이란 원래 지방이 쌓이지 말아야 할 심장이나 간 같은 장기, 또는 골격근 같은 근육에 달라붙은 지방을 말합니다. 내장지방이나 피하지방으로 저장되지 못하고 갈 곳을 잃은 지방이 장기 깊숙한 곳까지 침투한 모습인 셈이죠.

이소성 지방이 쌓인 장기와 근육에서는 예상치 못한 여러 문제가 발생합니다.

예를 들어 간에 이소성 지방이 들어차면 '지방간'이 됩니다.

여전히 '지방간은 술을 많이 마셔서 생긴다'고 생각하는 분들이 많지만, 요즘에는 술을 거의 마시지 않는데도 지방간이 생기는 경우가 꾸준히 느는 추세입니다.

지방간이 악화되어 간에 만성 염증이 생긴 상태를 '비알코올성 지방간염(NASH, Non-Alcoholic Steatohepatitis)'이라고 부릅니다. NASH 환자는 동맥경화나 심근경색 위험이 일반인보다 2배 이상 높고, 알코올성 지방간보다 간경변이나 간암으로 진행될 위험도 훨씬 크다고 알려져 있습니다.

이뿐만이 아닙니다. 이소성 지방이 간이나 골격근에 쌓이면 인슐린 기능이 떨어져 제2형 당뇨병이 생길 위험 역시 크게 높아지지요.

특히 위험한 상황은 이소성 지방이 심장에 달라붙은 경우입니다. 겉으로는 특별한 증상이 없더라도 심장 혈관에 악영향을 미치고, 시간이 지나면 심근경색 같은 치명적인 질환을 일으킬 수 있기 때문입니다.

심장에 붙은 이소성 지방은 심장에 혈액을 공급하는 관상동맥 주변에 달라붙어 머무르게 됩니다. 이 부위에 면역세포인 매크로파지(macrophage)가 모여들어 이 지방을 이물질로 인식하고 그 과정에서 염증 반응을 일으키지요. 이 염증이 눈에 띄지 않게 진행되면서 관상동맥의 동맥경화를 서서히 악화시킵니다.

이처럼 이소성 지방은 심장과 장기에 몰래 기생하듯 달라붙어 겉으로 잘 드러나지 않으면서도 생명을 위협합니다. 의학계에서 이 지방을 '에일리언 지방'이라고 부르는 이유도 여기에 있습니다.

결국 내장지방을 줄이는 일은 겉으로 보이는 뱃살을 없애는 차원을 넘어, 에일리언 지방의 마수에서 벗어나는 가장 확실한 방법이라는 점을 꼭 기억하시기 바랍니다.

일산화질소는 기적의 '혈관 회춘 스위치'

내장지방을 줄이는 데 식단 조절이 중요하다는 사실은 이미 많은 분이 알고 계실 겁니다. 하지만 혈관을 젊고 건강하게 유지하려면 식단 못지않게 몸을 움직이는 습관이 필수입니다.

혈관의 젊음을 되찾는 데 결정적인 역할을 하는 물질이 하나 있습니다. 바로 일산화질소(NO)입니다. 일산화질소는 혈관의 기능을 회복시키고 유연성과 탄력을 유지하게 해 주는 물질로 이른바 '혈관 회춘 물질'이라고 불리지요.

일산화질소의 구체적인 역할은 다음과 같습니다.

- 혈관을 확장해 혈류를 원활하게 만든다.
- 혈관을 유연하게 유지한다.
- 혈압을 낮춘다.
- 손상된 혈관을 회복시킨다.

어떤가요? 이 네 가지 역할만 봐도 일산화질소가 얼마나 중요한 물질인지 짐작할 수 있습니다. 더 놀라운 점은 몸을 움직이기만 해도 일산화질소 분비 스위치가 켜진다는 사실입니다.

운동으로 근육을 움직이면 그 근육이 에너지를 만들기 위해 더 많은 산소와 영양분을 필요로 하게 됩니다. 이에 따라 심박수와 혈류량이 늘어나고 근육 쪽으로 향하는 혈류도 증가하지요. 이 과정에서 혈관 내피세포는 혈류 변화로 인한 자극과 함께 '브래디키닌(bradykinin)'이라는 생리활성물질의 신호를 받아 일산화질소를 더 많이 만들어 냅니다. 그저 몸을 움직이는 것만으로도 혈관이 스스로 젊어질 준비를 시작하는 셈이지요.

내장지방을 줄이고 노화를 늦추려면 매일 조금씩이라도 움직이면서 일산화질소가 충분히 생성될 수 있는 생활 습관을 만드는 것이 중요합니다. 그렇게만 해도 혈관은 나이에 관계 없이 언제든 다시 젊어질 수 있습니다.

몸을 움직이라고 했지만 격렬한 운동을 하라는 뜻은 아닙니다. 이를테면 잠깐 앉았다가 일어서는 동작을 몇 번 반복하는 것만으로도 충분합니다. 그것만으로도 잠시 막혀 있던 혈류가 다시 잘 흐르기 시작하면서 일산화질소 분비가 촉진되니까요.

근육을 움직이면 그 움직임 자체가 일종의 펌프처럼 작용해 혈류가 활발해집니다. 움직인 부위의 동맥은 부드럽게 확장되고 손끝과 발끝 같은 말초 부위의 혈액순환이 좋아지지요. 정맥과 림프의 흐름도 함께 활발해져 온몸의 순환이 균형을 되찾게 됩니다.

결국 몸을 자주 움직이는 습관 하나만으로도 혈관 건강, 신진대사, 면역력까지 한꺼번에 챙길 수 있습니다. 말 그대로 일석이조를 넘어 일석삼조의 효과인 셈이지요.

이렇듯 우리 몸은 스스로 '혈관 회춘 물질'을 만들어 내는 놀라운 능력을 갖고 있습니다. 이 능력을 일상에서 어떻게 활용하는지는 여러분의 선택에 달려 있습니다.

설레는 마음은 '일산화질소 분비 스위치'

일산화질소 분비를 촉진하고 혈관을 젊게 만드는 또 하나의 비밀이 있습니다. 바로 '마음의 두근거림'입니다.

1장에서 말씀드렸듯, 외모 못지않게 마음가짐 역시 젊음을 좌우하는 핵심 요소입니다. 실제로 마음의 움직임은 혈관의 젊음과 깊게 연결되어 있습니다. 두근두근 설레는 감정이 찾아올 때, 그리고 그 뒤로 '후~' 하고 마음이 풀리며 편안해지는 순간, 우리 몸속에서는 놀라운 변화가 시작됩니다.

설렘으로 가슴이 뛰면 자율신경 중 교감신경이 우세해지면서 혈관은 잠시 수축합니다. 그리고 안도의 숨을 내쉴 때는 부교감신경이 작동해 혈관이 부드럽게 확장되지요.

　즉, 이런 두근거림의 순간들은 짧은 시간 동안 혈관에 마치 '자리에서 일어났다 앉았다' 하는 것과 비슷한 리듬의 자극을 줍니다. 그리고 마음이 편안해지는 순간, 그 여유로운 호흡이 일산화질소 분비 스위치를 조용히 켜 주지요.

근육이 튼튼해야
내장이
무너지지 않는다

나이가 들면 누구나 근육량이 서서히 줄어들기 마련입니다. 하지만 반대로 근육량을 잘 유지하면 얻을 수 있는 이점은 정말 크지요.

적당한 근육을 유지하면 혈관이 튼튼해질 뿐 아니라 자세도 안정됩니다. 그만큼 전체적인 인상도 한결 젊고 단정해 보이지요. 또 근육을 움직이면 섭취한 당질과 지방이 에너지로 쓰이기 때문에 내장지방이 쉽게 쌓이지 않습니다. 대사가 원활해지면서 살이 쉽게 찌지 않는 체질로 바뀌지요.

"요즘 유난히 피로를 쉽게 느낀다."

"예전보다 자주 어딘가에 발이 걸려 넘어진다."

"무릎이나 허리가 자주 쑤시고 아프다."

이런 노화 신호들 중 상당수는 근육량 감소로 인한 체력 저하에서 비롯됩니다. 목과 어깨 근육이 약해지면 쉽게 뻣뻣해지고 두통으로 이어질 수 있습니다. 또 복부 근육이 약해지면 위를 지지하는 힘이 떨어져 위가 압박되고 위산이 역류하면서 가슴쓰림을 느끼는 경우도 생기지요.

흥미로운 점은 근육이 조금만 늘어나도 이런 만성적인 불편함이 눈에 띄게 줄어드는 사람이 많다는 사실입니다.

의식적으로 바른 자세를 유지하는 것만으로도 여러 근육이 자연스럽게 쓰이게 되고, 그 자체가 가벼운 근력 운동이 됩니다.

근육이 붙으면 움직임이 한결 수월해져 자연스럽게 빨리 걷거나 계단을 척척 오르게 됩니다. 이렇게 활동량이 늘어나면 근육이 다시 단련되는 선순환이 만들어지지요.

'100세 시대'를 맞은 지금, 고령자들이 맞닥뜨린 가장 큰 과제는 '사르코페니아(sarcopenia)'와 '프레일티(frailty)'입니다. 두 질환 모두 근육 약화와 깊은 관련이 있습니다.

사르코페니아는 나이가 들면서 근육량과 근력이 눈에 띄게 줄어든 상태를 말합니다. 이 단계에 이르면 일상적인 걷기나

의자에서 일어나는 동작조차 힘들어지고 넘어질 위험도 커집니다. 결국 누군가의 도움이 필요한 삶으로 이어질 가능성이 높아지지요.

프레일티는 신체적, 정신적으로 전반적인 활력이 떨어진 상태를 가리킵니다. 생활의 질이 낮아지고 여러 합병증이 동반될 위험도 커지지요. 많은 사람이 프레일티를 거쳐 요양이 필요한 상태에 이르게 되는데, 그 중심에는 사르코페니아가 자리 잡고 있습니다.

이 모든 점을 종합해 보면, 근육은 건강수명을 늘리는 데 가장 중요한 열쇠라고 할 수 있습니다. 근육량을 지키는 사람은 나이가 들어도 활력과 독립성을 오랫동안 유지할 수 있으니까요. 근육을 유지하고 늘리는 방법은 생각보다 간단합니다. 일산화질소 분비를 늘릴 때처럼 꾸준히 몸을 움직이고 식사로 단백질을 충분히 섭취하면 됩니다. 단백질은 근육을 지탱해 자세를 곧게 세워 줄 뿐 아니라, 탱탱한 피부와 윤기 나는 머리카락을 만드는 재료이기도 합니다.

최근 '단백질 ○그램 함유' 같은 문구가 적힌 제품이 늘어난 것도 단백질의 중요성이 분명해졌기 때문입니다. 게다가 단백질은 몸에 저장되지 않으므로 매 끼니, 특히 아침 식사 때 섭취하는 것이 좋습니다. 내장지방을 줄이고 싶을 때도 단백질을 충분히 섭취해야 합니다.

단백질이 풍부한 식품으로는 고기, 생선, 달걀, 우유나 요거트 같은 유제품, 그리고 콩, 낫토, 두부 같은 콩 제품이 있습니다. 콩에 들어 있는 식물성 단백질 또한 동물성 단백질과 마찬가지로 양질의 단백질로 인정받고 있지요.

다만 고기를 지나치게 많이 먹으면 지방 섭취량도 함께 늘어나기 쉬우므로 주의해야 합니다. 또한 동물성 단백질과 콩류 등의 식물성 단백질을 함께 섭취하면 단백질 흡수의 지속성이 높아집니다. 콩을 똑똑하게 섭취하는 방법에 대해서는 2부에서 좀 더 구체적으로 알려 드리겠습니다.

코로나 시기를 지나며 운동량과 활동량이 줄어든 분들이 많아졌습니다. 2부에서는 활동 반경에 제약이 있는 환경에서도 근육을 지키는 방법, 그리고 효과적인 식사와 운동 요령도 구체적으로 소개할 예정입니다.

핵심은 단순합니다. 식사도 운동도 '무리하지 말고 참지 않으면서 꾸준히 실천하는 것'. 이 세 가지가 근육을 지키고 건강수명을 길게 늘리는 가장 확실한 비결입니다.

2부

20년 더 젊어지는 기적의 혈관 다이어트 22

매끈한 피부부터 요요 없는 다이어트까지

5장

누구나 20년 젊어질 수 있다

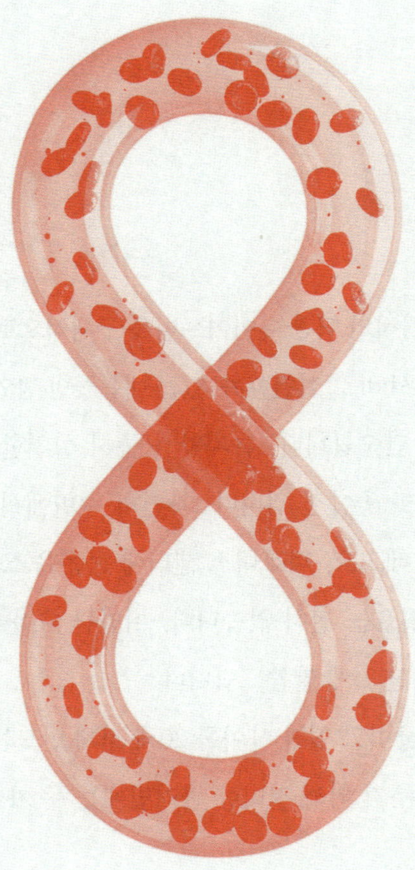

돈 들이지 않고 쉽게 할 수 있는 젊어지는 비결 2가지

이제부터는 기적의 혈관 다이어트법을 구체적으로 살펴보겠습니다. 일상에서 바로 실천할 수 있는 내용들만 담았습니다.

방법은 쉽고 단순합니다. 하지만 꾸준히 실천할수록 몸이 달라지고 기분도 좋아질 겁니다. 자연히 주변에서 바라보는 시선도 달라질 테고요. 피트니스 센터에 큰돈을 쓰거나 힘겨운 운동을 할 필요는 전혀 없습니다. 이만큼 효율이 좋은 투자는 없다고 자신 있게 말씀드립니다.

'내장지방을 줄이고 혈관 나이를 20세 젊게 만드는 것.'

이 목표를 이루기 위해 정리한 관리법에는 두 가지 큰 특징이 있습니다.

저 역시 예전에는 배가 불룩 나온, 이른바 '대사증후군 체형'이었습니다. 이런 체형의 공통점은 당질 혹은 탄수화물(당질＋식이섬유) 섭취가 지나치게 많다는 점입니다. 당질은 1그램당 4킬로칼로리인 에너지원이지만 과도하게 섭취하면 내장지방으로 금세 쌓이고 말지요.

당질보다 칼로리가 높은 지방도 예외는 아닙니다. 지방은 1그램당 9킬로칼로리로, 지나치게 섭취하면 내장지방이 쉽게 늘어납니다.

그러나 당질이나 탄수화물, 나아가 지방까지 제한하려면 강한 인내심이 필요합니다. 식사 자체에 스트레스를 느껴 결국 오래가지 못합니다. 그래서 제가 권하는 방법이 '미니 당질 제한&하는 김에 운동'입니다. 쉽고 부담은 절반이지만 효과는 분명한 다이어트법이지요.

양치질처럼 습관이 되면 굳이 마음먹지 않아도 날마다 자연스럽게 하게 됩니다. 이 프로그램은 바로 그런 '지속 가능한 습관'을 목표로 설계된 방법입니다.

식사는
엄격하지 않게
현명하게

식사는 혈관을 젊게 만드는 것뿐만 아니라 몸을 만드는 가장 기본이기도 하지요. 먼저 다음 두 가지 원칙만 기억해 두면 큰 효과를 얻을 수 있습니다.

식사의 기본 원칙 ① 부담 없이 실천하는 '미니 당질 제한'

요즘 '당질 제한'이라는 말을 자주 듣습니다. 그렇다면 건강을 위해 어느 정도로 당질을 줄여야 할까요?

적절한 섭취량은 체질이나 활동량에 따라 다릅니다. 다만 평소 별다른 신경을 쓰지 않았던 분이라면 우선 밥이나 빵, 면류 같은 주식을 지금의 절반으로 줄이는 일부터 시작해 보세요.

예를 들어 밥 한 공기를 먹던 사람은 반 공기로, 식빵 두 장을 먹던 사람은 한 장으로 줄이는 식입니다. 이 정도만 실천해도 충분히 미니 당질 제한이 됩니다.

아침 식사에서만 주식을 생략하고 하루 전체 식단으로 균형을 맞추는 방법도 좋습니다(157쪽 습관 3 참고).

단, 주식인 밥을 줄인 만큼 채소뿐 아니라 고기, 생선, 달걀, 콩류 등 단백질을 충분히 섭취해야 합니다. 단백질은 혈관을 튼튼하게 만들고 근육량을 유지해 바른 자세와 움직이기 편한 몸을 만들어 주니까요.

밥이나 빵 외에도 당질이 많은 식품은 의외로 많습니다. 옥수수, 감자류(감자·고구마·토란), 연근, 호박, 밤, 콩, 팥, 과일류(바나나·멜론·포도·감) 역시 당질 함량이 높지요. 이런 식품들 역시 과하게 먹지 않도록 주의하시기 바랍니다.

살다 보면 누구나 과식하는 날이 있기 마련입니다. 그럴 때는 '간식 생략하기', '저녁 안주 줄이기', '다음 날 당질 섭취 줄이기'처럼 하루 또는 일주일 단위로 식사량을 조절해 균형을 맞춰 보세요. 이런 식으로 탄력 있게 조절하는 습관을 들이면 건강관리는 한결 수월해질 것입니다.

식사의 기본 원칙 ② 콩·채소 먼저 먹기

내장지방이 늘어나면 인슐린 작용이 저하되어 식사 후 혈당이 급격히 오르기 쉽습니다. 식후 고혈당은 비만을 악화시키고, 방치하면 당뇨병 위험까지 높아집니다. 게다가 혈관을 직접 손상시키는 원인이 되기도 하고요.

이럴 때 도움이 되는 가장 실천적인 습관이 바로 '콩·채소 먼저 먹기'입니다.

식사할 때 한 줌 정도의 삶은 콩이나 콩조림, 혹은 작은 접시에 담은 채소 샐러드를 먼저 드셔 보세요. 그 단순한 변화만으로도 식후 혈당 상승을 완화할 수 있습니다.

특히 콩을 먼저 먹으면 다음 식사(아침에 섭취했을 경우 점심) 이후 혈당치까지 안정시키는, 이른바 '세컨드 밀 효과'를 기대할 수 있습니다. 세컨드 밀 효과란 한 끼에서 혈당 상승을 억제해 주는 식사가 그다음 끼의 혈당 반응까지도 완만하게 만들어 주는 현상을 말합니다. 콩에 들어 있는 식물성 단백질과 수용성 식이섬유가 소화·흡수 속도를 늦춰 포만감이 오래가고, 그 결과 식후 혈당이 완만하게 오르며 다음 식사 후 혈당까지 함께 잡는 데 효과적이지요.

채소 역시 풍부한 식이섬유 덕분에 혈당의 급격한 상승을 막아 줍니다. 그중에서도 수용성 식이섬유는 당질이 한꺼번에 흡수되는 속도를 늦춰 줍니다. 덕분에 식사 후 혈당이 급하게 치솟지 않고 더 완만하게 오르게 되지요.

아침, 점심, 저녁 어느 식사든 먼저 콩이나 채소를 먹고 그다음 고기, 생선, 달걀 같은 단백질 식품, 마지막으로 밥이나 빵 같은 당질을 먹는 순서가 바람직합니다. 이렇게 '먹는 순서'를 조정하는 것만으로도 혈당 변동 폭을 완만하게 만들 수 있습니다.

콩은 단백질이 풍부해서 다른 음식에서 단백질을 충분히 챙기지 못한 날에도 든든하게 영양을 보태 주는 대안이 됩니다. 그야말로 일석이조의 훌륭한 식재료인 셈이죠.

One Point! 배고픔은 다이어트할 절호의 기회

배가 고프다는 건 단순히 에너지가 부족하다는 뜻만은 아닙니다. 지금 내 몸에 쌓인 지방이 서서히 타고 있다는 신호이기도 하지요.

그래서 '배가 고프다'고 느껴질 때가 오히려 다이어트에는 절호의 타이밍입니다. '지금 내 지방이 타고 있구나'라고 생각하며 우선 30분, 가능하다면 한 시간 정도만 참아 보세요. 배고픔을 느끼자마자 바로 음식을 먹으면 몸이 스스로 지방을 태울 기회가 없어지고 마니까요.

공복감이 너무 힘들게 느껴질 때는 물 한 잔이나 따뜻한 차를 조금 마셔 보세요. 아울러 가볍게 걷거나 집 안을 정리하는 등 몸을 살짝 움직이면 기분도 전환되고 배고픔도 한결 누그러지는 경우가 많습니다.

단, 지나친 공복은 금물입니다. 억지로 참다 보면 스트레스가 쌓여 다음 식사 때 폭식으로 이어질 수 있으니까요. 이럴 때는 아몬드 몇 알이나 삶은 달걀 하나로 허기를 살짝 달래 주세요.

운동은
과격하지 않게
겸사겸사

혈관을 젊게 만들기 위해 반드시 힘든 운동을 해야 하는 것은 아닙니다. 그렇다고 운동을 전혀 하지 않는 것도 좋은 선택은 아니지요. 운동 부족은 근육량을 줄이고 혈관을 딱딱하게 만들어 혈류를 방해합니다. 결국 노화를 앞당기는 요인이 되지요.

제가 꼭 권하고 싶은 건 일상에서 몸을 자연스럽게 움직이는 습관입니다. 기적의 혈관 다이어트에서는 이를 '하는 김에 운동'이라고 부릅니다. 무언가를 하는 김에 몸을 한 번 더 움직이는 거죠.

운동의 기본 원칙 ① 운동은 쪼개서 해도 충분하다

예전에는 "20분 이상 운동해야 지방이 탄다"라는 말이 있었습니다. 하지만 최근 연구에서 이 주장이 완전히 뒤집혔지요. 운동을 한 번에 길게 하든 여러 번에 나누어 짧게 하든 효과에는 큰 차이가 없는 것으로 밝혀졌습니다.

이동하는 김에 계단 오르내리기, 청소하는 김에 걸레질하기, 화장실 다녀오는 김에 스쾃 하기, 편의점 가는 김에 왕복 걷기 등 일상 속 자투리 시간을 활용해 '하는 김에 운동'을 1분, 2분씩 쌓아 가며 하루 합계 30분만 채워도 충분한 운동이 됩니다. 이 정도라면 '나도 해 볼 만하다'라는 생각이 들지 않나요?

참고로 걷기는 늘 같은 속도로만 걷기보다 몇 분 간격으로 보폭을 넓힌 빠른 걸음을 섞어 주면 더 효과적입니다.

운동의 기본 원칙 ② 단 5분, 좀비 체조

생각날 때마다 그 자리에서 가볍게 할 수 있는 운동이 '좀비 체조'입니다(148쪽 그림 참고). 동작은 단순합니다. 다리를 가볍게 움직이고 상체의 힘을 빼고 이리저리 흔들어 보세요. 그 모습이 꼭 좀비처럼 보인다고 해서 붙인 이름입니다.

이 체조의 가장 큰 장점은 운동을 즐기지 않는 사람도 부담 없이 할 수 있으면서 효과는 크다는 점입니다. 배에 힘을 주면서 하면 하체 근육이 단련되고 전신의 혈액순환이 좋아져 어깨와 목의 뻐근함도 풀립니다. 몸의 긴장이 이완되어 스트레스 해소에도 안성맞춤이지요. 저는 이 좀비 체조를 감히 '궁극의 운동'이라고 자부합니다.

좀비 체조는 언제 하든 괜찮지만 특히 혈당이 가장 많이 오르는 식후 30분부터 한 시간 사이에 하면 가장 좋습니다. 이때 몸을 움직여 주면 먹은 당질이 곧바로 에너지로 쓰이고 흡수 속도가 완만해져 식후 혈당이 서서히 오르게 됩니다.

실제로 좀비 체조를 3세트 정도 하면 약 10분간 빠르게 걷는 것과 비슷한 운동 효과를 기대할 수 있습니다. 아침, 점심, 저녁 식사 후마다 한 번씩 해 주면 하루에 약 30분 걷기에 해당하는 운동량을 채우는 셈이지요.

'이케타니 도시로 Official Channel'(https://www.youtube.com/watch?v=h9SJl83oVCE)에서 관련 영상을 참고하실 수 있습니다. 아래의 QR코드로도 접속 가능하니, 화면을 보며 따라 하시면 동작을 훨씬 쉽게 익히실 수 있을 겁니다.

식후 30분에서 한 시간이 베스트 타이밍

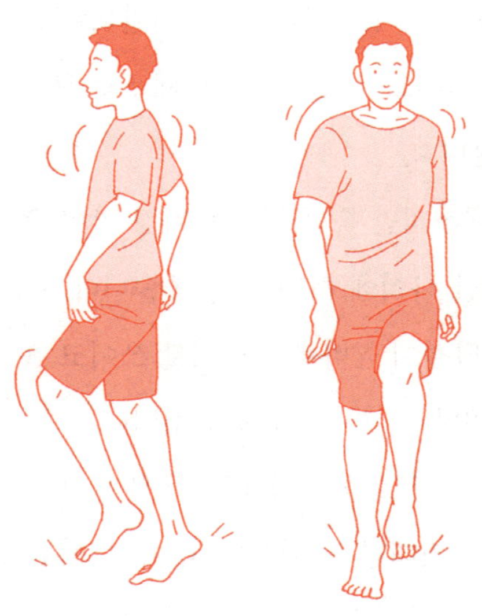

01

자세를 바르게 하고 서서 배에만 힘을 준다. 하반신은 그 자리에서 가볍게 조깅하듯 움직이면서, 상반신은 어깨를 좌우 번갈아 앞뒤로 크게 움직인다. 양팔은 힘을 빼고 자연스럽게 흔들리도록 한다. 이것을 약 1분간 계속한다.

02

약 30초 동안 손을 자연스럽게 흔들면서 그 자리에서 천천히 발을 구른다. 01과 02를 1세트로 하여, 한 번에 3세트 반복한다.

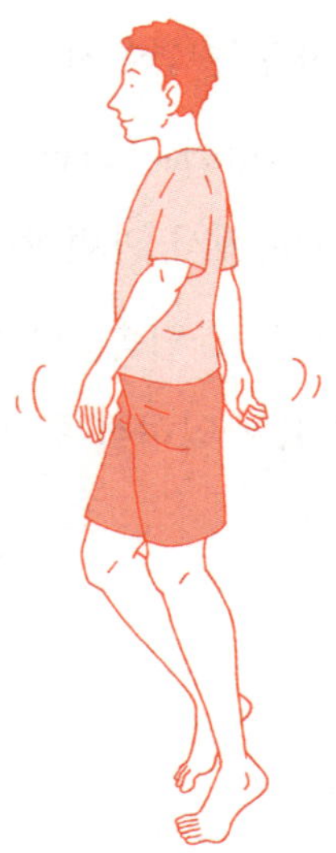
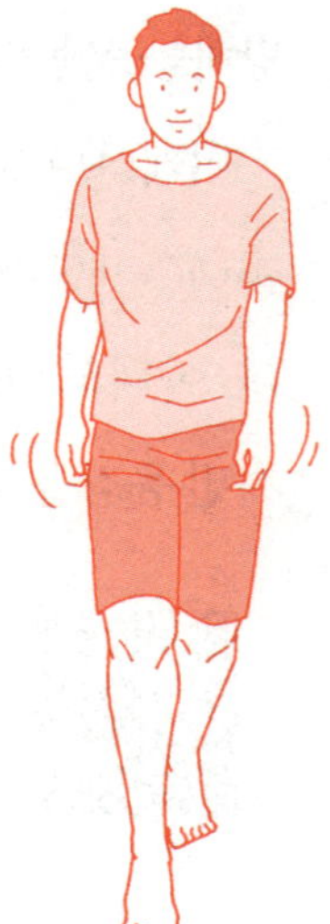

조금 더 시간이 난다면 무리한 고강도 운동보다 적당한 강도의 운동을 꾸준히 해 보시기를 권합니다.

운동에는 걷기나 조깅, 수영 같은 '유산소 운동'과 근력 트레이닝 같은 '무산소 운동'이 있습니다.

유산소 운동은 지방을 태우는 데 효과적입니다. 그뿐만 아니라 혈관을 확장시키고 '혈관 회춘 물질'인 일산화질소의 분비도 촉진해 혈관 건강에 큰 도움을 줍니다.

무산소 운동은 지방 연소 효과는 크지 않지만, 유산소 운동과 병행하면 근육이 늘어 살이 잘 찌지 않는 몸이 되고 혈행과 혈류 개선에도 긍정적인 효과가 있습니다.

One Point! 기록하는 습관이 의욕을 키운다

'나는 별로 많이 먹지 않았는데 왜 살이 찌지?'라는 생각, 한 번쯤 해 보지 않으셨나요? 하지만 막상 되돌아보면 생각보다 섭취량이 많은 경우가 적지 않습니다.

누구든지 자신을 객관적으로 바라보는 건 쉽지 않지요. 그래서 저는 환자분들에게 그날 먹은 음식을 모두 기록하도록 권합니다. 하루 동안 무엇을 얼마나 먹었는지, 입에 넣은 모든 것을 직접 기록해 보세요. 처음엔 번거롭게 느껴질지라도 어느새 스스로 몰랐던 식습관 패턴과 살이 찌는 원인을 자연스레 발견하게 됩니다.

식사 내용뿐 아니라 체중과 복부 둘레, 하루 동안 걸은 거리처럼 그날의 활동도 함께 적어 두면 좋습니다. 거기에 더해 그날 받은 칭찬, 기분 좋았던 일, 기억에 남는 작은 성취도 한 줄씩 남겨 보세요.

정기적으로 전신사진을 앞·옆·뒤에서 찍어 두는 것도 좋은 방법입니다. 이렇게 쌓인 기록과 사진은 어느 날 한눈에 봐도 알 수 있을 만큼 마음가짐과 몸의 변화를 그대로 보여 줍니다. '꾸준함의 힘'이 몸과 마음을 어떻게 바꾸는지 한 번이라도 체감하고 나면, 의욕과 성취감은 자연히 더 커집니다.

6장

기적의
혈관 다이어트

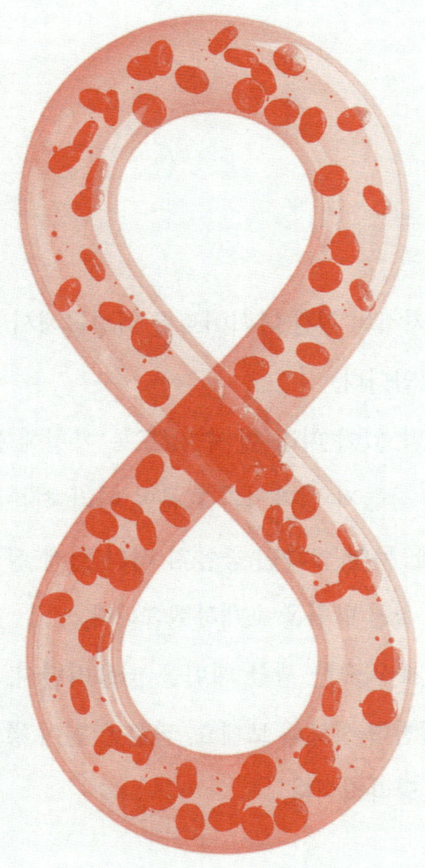

아침 루틴 4가지

기상 직후
커튼부터 열어라

이제부터는 기적의 혈관 다이어트를 실생활에서 하나씩 실천해 보는 단계입니다.

평소에도 부담 없이 따라 할 수 있도록 아침에 눈을 뜨는 순간부터 밤에 잠들기 전까지의 흐름을 따라 하루를 살펴보겠습니다. 언제, 무엇을 하면 좋을지 저의 실제 경험을 바탕으로 구체적인 실천 방법을 소개하겠습니다.

지금의 나에게 익숙한 생활 패턴을 떠올리면서, 시작하기 쉬운 것부터 천천히 시도해 보세요. 작은 실천이 쌓이면 몸과 마음은 반드시 달라집니다.

아침에 일어나 햇빛을 받는 순간 우리 몸의 생체 시계가 리셋된다는 사실, 알고 계셨나요? 낮에는 활발히 활동하고 밤에는 휴식하는 기본 리듬은 생체 시계가 제대로 돌아갈 때 유지됩니다. 하지만 기상 시간이 들쭉날쭉하면 생체 리듬이 흐트러져 쉽게 피로가 쌓이고, 불면이나 면역 저하 같은 여러 불편이 나타나지요. 그래서 주말이나 휴일에도 가능한 한 평일과 비슷한 시간에 일어나는 편이 좋습니다.

아침에 일어나면 가장 먼저 커튼을 열어 방 안으로 햇빛이 들어오게 해 보세요. 이 간단한 동작 하나가 하루를 시작하는 신호가 되어 준답니다.

창문을 열거나 밖으로 나가지 않아도 괜찮습니다. 창틈으로 비치는 햇살이나 밝은 창가를 바라보는 것만으로도 충분합니다. 날씨가 흐리거나 비 오는 날이라면 형광등 불빛이라도 괜찮습니다. 중요한 것은 '아침의 빛'으로 몸을 깨우는 일이니까요.

숙면이라고 하면 밤에 하는 행동이 중요해 보이지만, 사실 푹 잘 자기 위한 준비는 아침 햇빛을 쬐는 순간부터 시작됩니다. 아침의 빛이 생체 시계를 정돈해 두면 밤에 자연스럽게 졸음이 찾아옵니다.

아침에 피해야 할 습관

일어나자마자 조깅하기

건강을 위해 일부러 새벽 조깅을 하는 분이 많지만, 사실 아침은 격한 운동을 하기에 그리 좋은 시간대가 아닙니다. 잠에서 깬 직후에는 혈관이 수축하고 혈압이 서서히 오르는 중이라 무리해서 움직이면 혈관에 부담이 가기 때문이지요.

실제로 심근경색이나 뇌졸중이 아침 시간, 특히 기상 후 한 시간 이내에 자주 발생한다는 보고도 있습니다.

따라서 고혈압이 있거나 연령이 높은 분이라면 기상 후 최소 한 시간 정도는 격한 운동이나 뜨거운 목욕을 피하는 편이 좋습니다.

화장실 다녀온 후
몸무게를 기록하라

매일 체중을 확인하는 일은 아주 단순하지만 혈관 건강과 몸의 리듬을 지키는 가장 확실한 습관 중 하나입니다.

그렇다면 언제 측정하는 게 정확할까요? 밤에는 식사나 수분 섭취의 영향으로 체중이 달라질 수 있으니, 아침에 화장실을 다녀온 직후 체중계에 오르는 게 가장 정확합니다. 그리고 꼭 그 수치를 기록해 두세요.

체중 관리는 3킬로그램 정도 늘어난 후에 시작하기보다 '조금 늘어난 것 같은데?' 하고 느낄 때 바로 조절하는 편이 훨씬 수월합니다.

아침 체중이 어제보다 늘었다면 그날은 주식이나 소금 섭취를 조금 줄이고 간식을 건너뛰는 식으로 바로 조절해 보세요.

요즘은 스마트폰 앱과 연동되는 체중계도 많아서 한 번만 설정해 두면 자동으로 기록이 쌓여 관리가 훨씬 편합니다.

아침 식사를 거르면 혈관이 늙는다

아침 식사를 거르면 혈관이 빠르게 늙습니다.

2017년 미국 심장병학회 학술지에는 '아침 식사를 거르는 사람은 아테롬성 동맥경화증 위험이 높다'는 연구 결과가 실린 바 있습니다. 게다가 이들은 고혈압, 과체중, 비만과 같은 건강 문제도 동반되는 경향을 보였습니다.

아침 식사는 선택이 아니라 필수입니다. 다만 성인이라면 아침부터 포만감을 느낄 만큼 과하게 먹을 필요는 없습니다. '아침을 든든히 먹어야 한다'는 말은 성장기 아이들에게 해당되는 얘기지요.

오히려 성인에게 아침 시간은 다이어트에 유리한 최적의

시간입니다. 밥이나 빵 같은 주식은 조금 줄이고 식이섬유, 비타민, 미네랄이 풍부한 채소 주스와 단백질을 보충해 줄 요거트 정도로 가볍게 구성해 보세요.

저는 매일 아침 직접 만든 당근 주스와 찐 콩(습관 12에서 자세히 소개하고 있습니다) 혹은 검은콩을 무가당 요거트에 곁들여 먹고 있습니다.

다음 쪽에 제가 마시는 당근 주스 레시피를 실어 두었습니다. 핵심은 아마씨유나 들기름을 더해 오메가3 지방산까지 섭취한다는 점입니다. 취향에 따라 엑스트라 버진 올리브유(오메가9 지방산)를 사용해도 무방합니다.

앞에서도 언급했듯, 단백질은 근육과 혈관을 구성하는 중요한 재료입니다. 특히 아침에 단백질을 충분히 섭취해 두면 하루의 신체 리듬이 한결 안정되지요. 찐 콩과 요거트의 조합은 식물성 단백질과 동물성 단백질을 동시에 섭취할 수 있는 이상적인 조합입니다.

요거트에 포함된 유청단백질은 장벽(腸壁)에서 '살 빠지는 호르몬'이라고 불리는 GLP-1의 분비를 촉진한다고 알려져 있습니다. GLP-1은 소화관 호르몬 '인크레틴(incretin)'의 일종으로, 췌장에서 인슐린 분비를 도와 식후 혈당이 급격히 치솟는 것을 억제해 줍니다.

또한 유청단백질은 식욕을 자극하는 그렐린의 분비를 줄이고 포만감을 오래 유지시켜 줍니다. 즉, 아침 식단에 유청단백질이 들어 있으면 다이어트에 더할 나위 없는 지원군이 되는 셈이죠.

매일 아침 한 잔, 이케타니식 당근 주스

재료

당근 ······ 1과 1/2개(약 250g)
사과 ······ 1/2개
레몬 ······ 1/2개
올리브유 또는 들기름 ······ 티스푼 1/2~1스푼

만드는 법

재료들을 껍질째 저속 주스기에 넣고 즙을 낸다.

※완성된 주스에 호두나 아몬드를 곁들이면 풍미가 더욱 좋아진다.
변비가 있다면 엑스트라 버진 올리브유를 한두 방울 더해 보자.

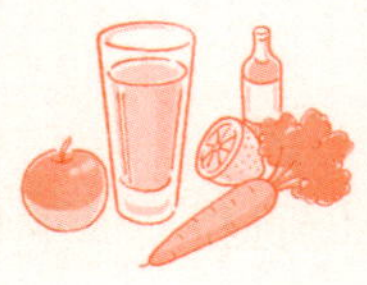

거울을 보며 혀 돌리고
귀밑 문지르기

아침에는 누구나 이를 닦습니다. 그 시간에 단 1분만 투자해 '혀 돌리기·침 분비 체조'를 함께 해 보면 어떨까요?

우리 몸에는 산소가 꼭 필요하고, 그 산소를 충분히 받아들이려면 안정적인 호흡력이 필수입니다. 호흡력을 잘 유지하려면 침 분비를 촉진해 구강 기능이 제대로 작동하도록 관리하는 것이 핵심입니다. 입안이 건조해지는 것도 막을 수 있고요.

혀 돌리기·침 분비 체조는 매우 간단합니다. 161쪽의 그림처럼 거울 앞에서 '아, 이, 우' 세 가지 입 모양을 반복한 뒤 혀

혀 근육 트레이닝 '혀 돌리기 체조'

01

"아~" 하고 입을 크게 연다.

02

"이~" 하고 입을 가로로 쫙 벌린다.

03

"우~" 하고 입술을 오므려 힘 있게
앞으로 내민다.

04

"베~" 하고 혀를 길게 내민 다음,
크게 회전시키면서 양손으로
귀 아래를 부드럽게 마사지한다.

를 크게 돌리면서 양손으로 귀밑 부분을 가볍게 마사지해 주
세요.

이 동작만으로도 얼굴 주변 혈액순환이 좋아지고 자율신경
도 안정됩니다. 침샘이 자극되면서 면역력 향상에 도움이 되
는 침 분비가 늘고, 침 속에 포함된 '파로틴(parotin)'이라는 회
춘 호르몬도 더 많이 분비되지요. 자연스럽게 스트레스 완화
와 뇌 활성에 도움이 되고, 얼굴 처짐 개선에도 긍정적인 효
과를 기대할 수 있습니다.

이 체조는 입과 목 주변 근육을 고르게 움직여 침 분비를
늘려 주는 효율적인 습관입니다.

① "아" 동작: 입 주변과 혀뿌리 쪽 근육을 크게 쓰는 동작

② "이" 동작: 입 주변에서 목까지 이어지는 근육을 길게 당겨
　주는 동작

③ "우" 동작: 입을 오므리며 입을 닫을 때 쓰이는 근육을 집중
　적으로 사용하는 동작

④ 혀를 "베~" 하고 내민 뒤 크게 회전시키는 동작: 침샘을 자극
　해 침이 잘 분비되도록 돕는 동작

기적의 혈관 다이어트

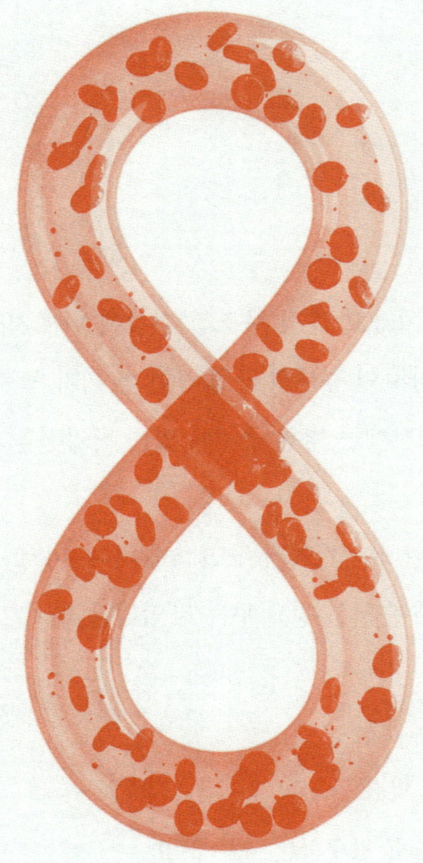

점심 루틴 6가지

점심 메뉴는
3단계 순서로 고른다

편의점 음식이라고 해서 무조건 건강에 나쁘지만은 않습니다. 선택만 잘하면 충분히 균형 잡힌 한 끼가 될 수 있지요. 저 역시 점심시간에는 병원 근처에 있는 편의점을 자주 이용합니다.

단, 한 가지 원칙만 기억해 두면 좋습니다. 바로 '무엇을 먼저 고를지, 선택 순서를 정해 두는 것'입니다.

① 채소와 콩류가 들어 있는 음식

② 고기, 생선, 달걀 등 단백질 식품

③ 밥, 빵, 면 같은 탄수화물 식품(당질)

편의점에서도 앞서 설명한 '콩·채소 먼저 먹기' 원칙을 적용해 ① → ② → ③ 순서로 고르면 됩니다. 활동량이 적은 날에는 ③의 탄수화물을 줄이거나 빼도 괜찮습니다.

제가 편의점에서 자주 고르는 메뉴는 채소가 듬뿍 들어간 샐러드에 닭가슴살이나 삶은 달걀 같은 단백질을 곁들인 조합입니다. 여기에 치즈나 찐 콩을 추가해 단백질 비중을 더 높이면 금상첨화지요.

날씨가 추운 날에는 샐러드 대신 따뜻한 채소 수프를 선택해도 좋습니다. 이때도 반드시 두부나 달걀 등 단백질 식품을 함께 챙기는 것을 잊지 마세요.

습관 6

접시 크기를
줄여라

40세 이후부터는 기본적으로 식당에서 나오는 음식의 양이 많다는 점을 염두에 두어야 합니다. 식사의 적당량은 성별과 체격, 활동량에 따라 다르지만, 대다수 식당에서는 젊은 남성을 기준으로 1인분 양을 정하니까요.

책상 앞에 오래 앉아 있는 데다 평소 규칙적인 운동과 거리가 먼 중장년층이라면 남성이라도 여성용 세트 정도 양이면 충분합니다.

이런 구성은 대부분 국과 메인 요리, 반찬, 밥이 비교적 균형 있게 담겨 있고 채소 비율이 높으며 밥의 양이 과하지 않습니다.

이 원리를 집에서도 그대로 적용해 보세요. 접시 크기를 조금 줄인다거나 밥이나 반찬을 평소의 절반만 담아 내는 식으로 단순한 변화만 주어도 전체 식사량은 자연스럽게 줄어듭니다.

점심 식사 때 피해야 할 습관

덮밥이나 면류 단품을 5분 만에 먹기

바쁜 점심시간에는 덮밥이나 우동, 라면처럼 후루룩 먹기 쉬운 메뉴에 손이 가기 마련이지요. 하지만 이런 음식은 대부분 당질 중심입니다. 완전히 끊을 필요까지는 없더라도 젊어지고 싶다면 가급적 먹는 빈도를 줄이는 편이 좋습니다.

꼭 먹고 싶을 때는 단품만 주문하지 말고 샐러드나 차가운 두부 같은 콩 요리를 곁들이거나 식전에 두유 한 컵을 마셔 보세요. 이것이 바로 '콩·채소 먼저 먹기' 원칙을 실천하는 방법이지요.

소금 섭취를 줄이기 위해 라면이나 우동 국물은 남기는 습관을 들이세요. 국물에는 나트륨이 많이 들어 있으므로, 면과 건더기 위주로 먹고 국물은 가능한 한 적게 드시는 편이 좋습니다.

또한 단품 메뉴는 자기도 모르게 빨리 먹기 쉬운데, 너무 급하게 먹으면 식후 혈당이 가파르게 치솟을 수 있습니다. 가능한 한 천천히, 충분히 씹으면서 시간을 들여 드시는 것이 혈당과 소화 모두에 더 안전합니다.

현명한 간식이
다이어트를 앞당긴다

"저녁까지 배가 너무 고파서 도저히 못 참겠다."

"이대로라면 나중에 폭식할 것 같다."

극단적인 공복은 다이어트의 가장 큰 적입니다. 허기를 억지로 참다 보면 결국 과식으로 이어지고 마니까요. 그럴 때는 무조건 참기보다 오후 3시 간식을 현명하게 활용해 보세요.

찐 콩(187쪽 참고)을 넣은 컵 수프나 레토르트 수프, 견과류 등 저당질 간식을 특히 추천합니다. 평소 먹고 싶던 과자나 과일을 선택해도 괜찮지만, 미리 양을 정해 두고 '배부름 80퍼센트' 선에서 멈추는 연습을 해 보시기 바랍니다.

저 역시 단 음식을 좋아합니다. "당질은 적게!"라고 말하면서도 가끔 쿠키나 초콜릿, 양갱을 즐기지요. 다만 오후 진료가 시작되기 전인 2시 반쯤 아주 조금만 먹습니다. 초콜릿은 두 조각, 쿠키는 한두 개 정도에서 멈추려고 하지요.

오후 3시에 간식을 먹었다면 저녁 식사에서는 밥, 면, 빵 같은 탄수화물을 마지막에 먹고, 간식으로 먹은 만큼 저녁 식사량을 줄이시기 바랍니다. 이런 조절이 되지 않으면 다이어트는 성공하기 어렵습니다.

꼭 먹고 싶은 과자가 있다면, 점심 식사에서 탄수화물 양을 미리 줄여 '3시 간식 몫'을 확보해 두는 것도 좋은 방법입니다.

앞에서도 말했듯이 극단적인 공복은 폭식과 스트레스를 부르는 지름길이며, 힘들기만 할 뿐입니다. 배고픔을 무리하게 참으면 오히려 근육량이 줄어들고 대사 기능이 떨어지는 몸으로 바뀔 수 있음을 꼭 기억해 주세요.

음료를 마셔야 한다면
두유와 녹차로

점심이나 간식 시간에 어떤 음료를 마실지 고민된다면 두유를 활용해 보시기 바랍니다.

두유는 콩을 그대로 먹는 찐 콩(습관 12에서 소개)과 달리, 물에 불린 콩을 갈아 끓인 뒤 걸러서 만든 음료라고 이해하시면 됩니다. 이 과정에서 껍질과 일부 고형분이 제거되기 때문에 식이섬유 함량은 상대적으로 적은 편이지요. 대신 콩에 들어 있는 단백질과 이소플라본 같은 유효 성분은 액체 형태로 남아 있어 몸에 비교적 빠르게 흡수됩니다. 특히 콩 단백질은 혈당 상승을 완만하게 조절하는 데 도움을 주어 식후 혈당 관리에 유리합니다.

시판되는 두유 종류는 다양하지만 다이어트를 염두에 둔다면 무가당 제품을 고르는 것이 좋습니다.

두유 특유의 냄새가 부담스럽다거나 한식과는 잘 어울리지 않는다고 느끼시는 분들에게는 녹차를 추천합니다.

녹찻잎에는 '차 카테킨'이라는 폴리페놀 성분이 들어 있으며, 이를 꾸준히 섭취하면 내장지방을 줄이는 효과가 있습니다.

1일 권장 섭취량은 차 카테킨 540밀리그램 정도로 약 100킬로칼로리, 조깅 약 10분에 해당하는 에너지 소모 효과가 있다고 합니다.

찻잎으로 카테킨을 섭취하고 싶다면 센차(煎茶, 일본에서 가장 흔히 마시는 녹차로, 찻잎 새순을 바로 쪄서 비벼 만든 뒤 뜨거운 물로 우려 마신다)를 고르시기 바랍니다. 차 카테킨 540밀리그램은 일반적인 우리기 방식의 녹차(다관에 우린 차) 기준으로 다섯 잔 정도에 해당하므로, 한 번에 몰아서 마시기보다 여러 번 나누어 마시는 것이 좋습니다.

요즘은 페트병 녹차 중에도 '차 카테킨 540밀리그램 함유'라고 표시된 제품이 많으니, 이런 제품을 적절히 활용해 주세요.

다만 한 가지 주의할 점이 있습니다. 녹차에는 카페인이 들

어 있으므로 숙면을 방해할 수도 있습니다. 특히 밤늦은 시간
에는 마시지 않는 편이 좋습니다.

운동은 틈틈이
10~20초면 충분하다

재택근무가 일상으로 자리 잡으면서 '하루 종일 거의 움직이지 않는다'고 느끼는 분들도 많아졌습니다. 하지만 단 몇 분만이라도 몸을 움직이면 우리 몸은 금세 활기를 되찾습니다.

이를 위해 일이나 작업 중간, 혹은 휴식 시간에 부담 없이 할 만한 가벼운 근력 운동 몇 가지를 소개하고자 합니다. 148쪽의 좀비 체조를 함께 하면 효과가 더 극대화됩니다.

일에 몰두하다 보면 몸에서 보내는 신호를 놓치기 일쑤지요. 이럴 때는 스마트폰에 두 시간 간격으로 알림을 설정하거나, 화장실 거울 옆에 '천천히 스쾃'이라고 메모를 붙여 두는 것도 좋은 방법입니다.

불룩한 배를 탄탄하게 만들어 주는 '코사크 체조'

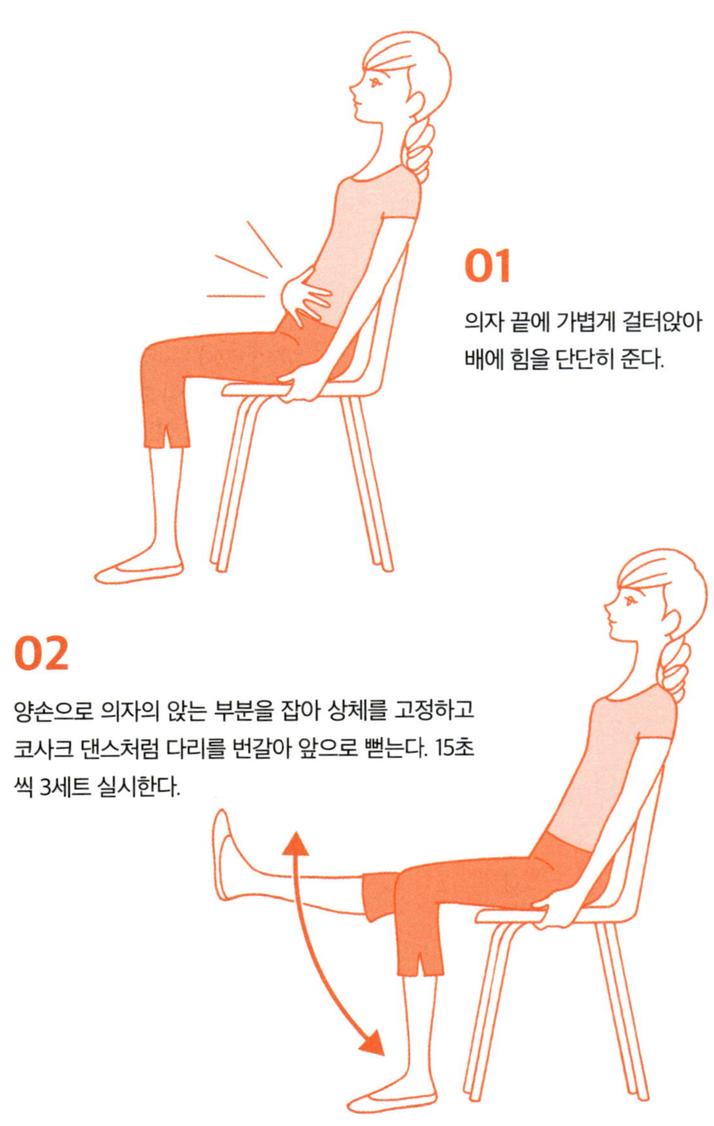

01

의자 끝에 가볍게 걸터앉아
배에 힘을 단단히 준다.

02

양손으로 의자의 앉는 부분을 잡아 상체를 고정하고
코사크 댄스처럼 다리를 번갈아 앞으로 뻗는다. 15초
씩 3세트 실시한다.

하체 근육을 확실히 단련하는 '슬로 스쾃'

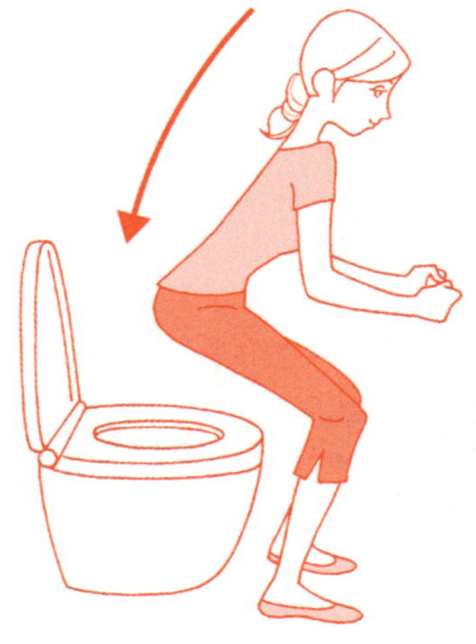

앉을 때 엉덩이를 뒤로 쭉 내밀며 5초에 걸쳐 천천히 무릎을 굽힌다. 일어설 때도 5초에 걸쳐 천천히 일어난다. 화장실에 다녀올 때마다 한 번씩 해 보는 것을 목표로 삼는다.

이완과 가슴 라인을 동시에 잡는 '흉근 강화 운동'

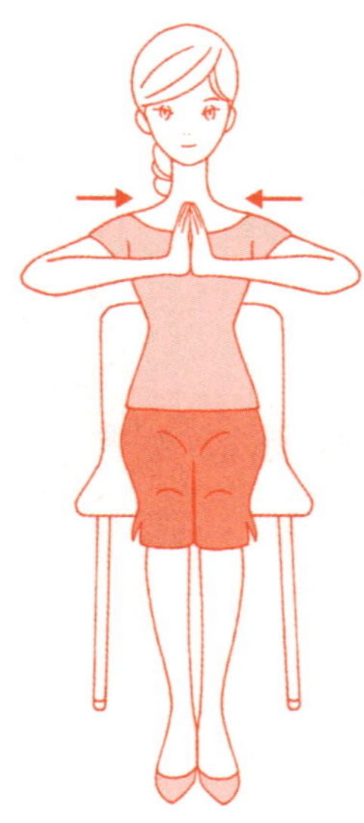

의자에 앉아 두 손바닥을 가슴 앞에서 마주 대고 팔꿈치를 좌우로 벌린다. 10초 동안 온 힘을 다해 손바닥을 서로 밀었다가 한 번에 힘을 툭 풀어 준다. 이 동작을 2~3세트 반복한다.

몸을 움직이는 시간은 10~20초 정도만 확보해도 충분합니다. 중요한 건 길게 하는 것이 아니라, 기회가 있을 때마다 짧게라도 자주 움직이는 습관을 들이는 것입니다.

운동 중 어딘가 불편하거나 통증이 느껴진다면 절대 무리하지 마세요. 속도를 늦추거나 횟수를 줄이면서, 자기 몸에 맞는 범위 안에서 꾸준히 이어 가시기 바랍니다.

보다 자세한 방법이 궁금하다면 '이케타니 도시로 Official Channel'(https://www.youtube.com/watch?v=daOlcYUzCFM)에 올라온 영상을 참고해 주세요. 아래 QR코드로도 접속이 가능하니 해당 동영상을 함께 보면서 따라 하면 실천이 훨씬 수월해질 것입니다.

앉아서 일할 때 피해야 할 습관

등받이에 온몸의 체중을 실어 앉기

성인의 머리 무게는 약 5킬로그램, 볼링공 한 개와 비슷한 수준입니다.

다음 페이지의 오른쪽 그림처럼 등받이에 몸을 축 늘어뜨

리듯 기대면, 이 무게를 목과 어깨가 그대로 떠받치게 되어 해당 부위에 가해지는 부담이 커집니다. 반대로 왼쪽 그림과 같이 등을 곧게 펴고 머리를 일직선으로 세우면, 머리 무게가 등과 어깨 전체로 고르게 분산되어 훨씬 편안해지지요.

의자에 앉을 때는 '등받이는 없다'고 생각하고 가볍게 척추를 세운 자세를 유지하세요.

이 자세는 몸속 근육, 즉 몸통을 지지하는 체간 근육을 단련하는 데도 도움이 됩니다. 책상에서 보내는 시간이 길어질수록 틈틈이 자세를 바로잡기만 해도 하루 동안 몸을 쓰는 양과 에너지가 크게 달라집니다.

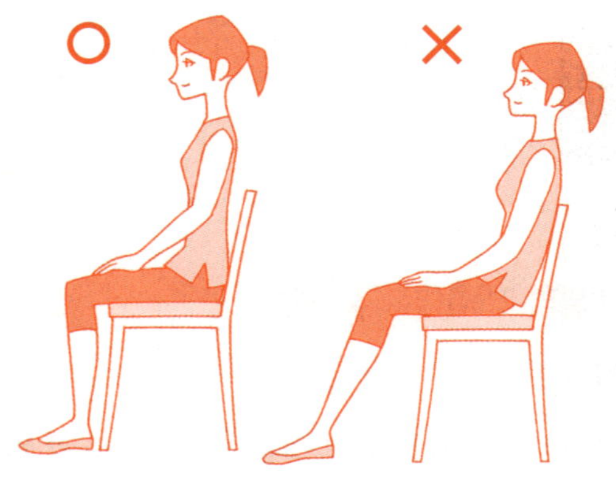

한순간에 20년 젊어 보이는 자세법

전신 거울 앞에 서서 몸을 90도 옆으로 돌려 자신의 옆모습을 바라보세요. 그 상태에서 배를 집어넣고 등을 곧게 펴 보세요. 복부에 힘을 주며 등을 따라 세로 주름이 잡힌다고 상상하면서 견갑골을 가볍게 모아 줍니다.

이렇게 하면 평소 아래로 떨어져 있던 머리가 자연스럽게 위로 들리는 느낌을 받으실 겁니다.

이때 거울에 비친 실루엣이 바로 '20년 전의 나'에 가까운 모습입니다. 이 이미지를 마음속에 담아 둔 채, 걸을 때도 같은 자세를 유지하면서 팔을 앞뒤로 자연스럽게 흔들며 큰 보폭으로 걸어 보세요.

외출 중에는 길가의 거울이나 쇼윈도에 비친 자신의 모습을 틈틈이 확인하는 습관을 들이시기 바랍니다. 실루엣이 흐트러졌다 싶으면 바로 배에 힘을 주고 등을 곧게 펴면서 자세를 다시 정돈하세요.

주변 사람들이 '스무 살 더 젊어진 나'를 보고 있다고 상상하는 것만으로도 자연스럽게 중심이 잡히고 배에 힘이 들어가면서 등이 곧게 펴집니다.

이처럼 등을 펴는 자세를 의식하면 등, 복부, 허리, 하반신의 근육이 동시에 사용되기 때문에 걷는 동안 간단하지만 확실한 근력 운동이 됩니다.

One Point! 거북목·굽은 등을 바로잡아 스무 살 젊어지자!

요즘 온라인 회의와 컴퓨터 작업, 스마트폰 사용이 늘면서 거북목이나 등이 구부정한 자세가 습관이 된 사람이 부쩍 많아졌습니다.

여기에 나이에 따른 근력 저하까지 겹치면 등이 둥글게 말린 자세가 더욱 굳어지기 쉽지요.

굽은 등은 '나는 나이가 들었습니다'라고 몸이 말하는 것이나 다름없습니다. 당신의 등은 어떤가요? 다음 페이지에서 소개하는 '탈ET 체조'는 이런 굽은 등을 바로잡고 겉으로 보

01

의자에 앉아 등을 곧게 편다. 배를 집어 넣고 높은 건물을 올려다보는 느낌으로 얼굴을 약간 비스듬히 위로 향한다. 양팔은 위쪽으로 자연스럽게 뻗어 올리면서 가볍게 주먹을 쥔다.

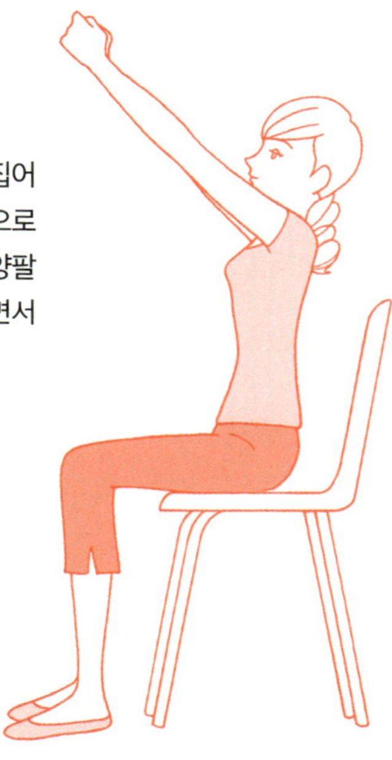

02

배를 약간 앞으로 내밀면서 노를 젓듯이 양 팔꿈치를 서서히 뒤로 당긴다. 이때 양쪽 견갑골을 가능한 한 서로 가까워지도록 모은다. 동작이 빨라지지 않게 주의하면서 깊고 천천히 숨을 내쉬며 10회 정도 반복한다.

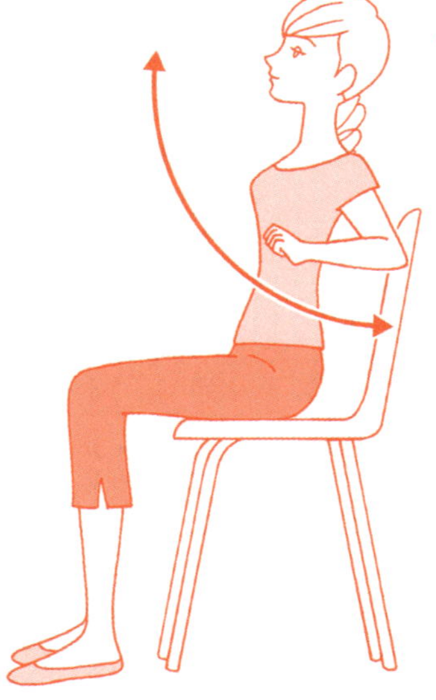

이는 나이를 20년은 더 젊어 보이게 만들어 주는 간단한 방법
입니다. 참고로 체조 이름은 등이 둥글게 말린 모양이 영화
〈E. T.〉속 외계인의 모습과 닮아서 붙인 것입니다.

이 동작은 의자에 앉은 상태에서도 할 수 있으므로 업무 중
짬짬이 실천하기에 좋습니다. 습관 9에서 소개한 근력 운동
과 병행하면 등 라인과 자세의 변화가 눈에 띄게 드러납니다.
꾸준히 실천하다 보면 등이 자연스럽게 펴지고 겉으로 보이
는 나이도 한결 젊어질 것입니다.

8장

기적의
혈관 다이어트

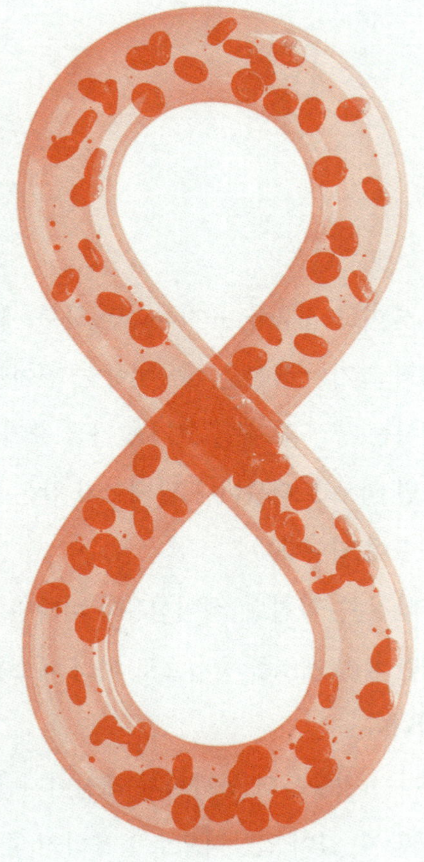

야간 루틴 7가지

생선은 자주, 고기는 가끔, 소금은 적게

몸속 염증을 줄이고 젊음을 유지하려면 하루 세 끼 중 한 끼 정도는 손바닥 크기의 생선을 식탁에 두는 편이 좋습니다.

특히 저녁 식사는 생선을 자주, 고기는 가끔 즐기는 쪽으로 비율을 조절하면 피부 트러블이나 알레르기 같은 염증성 증상 완화에도 도움이 됩니다.

채소 섭취도 빠질 수 없지요. 식이섬유와 비타민, 미네랄을 골고루 챙기려면 제철 채소를 중심으로 여러 채소를 섞어 먹는 게 이상적입니다.

특히 브로콜리는 겨울부터 봄까지가 제철이지만, 계절 상관없이 쉽게 구할 수 있어 일상적으로 활용하기 좋은 채소입니다. 저는 매일 식탁에 올릴 만큼 즐겨 먹고 있습니다.

브로콜리는 배추, 청경채, 순무처럼 십자화과 채소로, 매운맛을 내는 이소티오시안산염 계열 성분인 '설포라판(sulforaphane)'이 풍부합니다. 설포라판은 항염증·항산화 작용이 뛰어나고 암 예방에 도움이 되는 것으로 알려져 있으며, 백색지방을 갈색지방으로 바꿔 체지방 연소를 촉진하는 효과도 보고되어 있습니다. 특히 브로콜리 새싹(브로콜리 스프라우트)은 설포라판 함량이 높아 샐러드나 수프 토핑으로 활용하기에 제격이지요.

이 밖에도 브로콜리에는 비타민 C·E·K와 엽산, 칼륨과 마그네슘 등의 미네랄이 풍부하게 들어 있어 작은 한 조각만으로도 영양 밀도가 매우 높습니다. 이러한 성분을 최대한 살리려면 오래 삶기보다는 전자레인지 조리나 찜처럼 짧고 부드러운 가열 방식이 적합합니다.

염분, 즉 소금 섭취는 언제나 신경 써야 할 부분입니다. 과다하게 섭취하면 혈압이 올라가고 혈관에 부담이 쌓이기 쉽지요. 세계보건기구(WHO)는 하루 소금 섭취량을 5그램 이하로 권장하지만, 현실적으로 하루에 8그램을 넘지 않도록 관리하는 것만으로도 도움이 됩니다.

음식을 억지로 참을 필요는 없습니다. 중요한 건 균형임을 잊지 마세요. 한 끼 과식했다면 다음 식사에서 양을 조절하면 됩니다. 과도한 죄책감보다는 '조절 가능한 범위 안에서 맛있고 즐겁게 먹기'를 목표로 삼는 편이 오래 실천하기에 좋습니다.

찐 콩, 고등어 통조림, 찰보리 상비해 두기

내장지방을 줄이고 혈관을 젊게 유지시켜 줄 슈퍼 푸드 세 가지를 소개합니다. 건강에 효과가 탁월할 뿐 아니라 마트나 편의점에서도 손쉽게 구할 수 있고 보관 및 섭취도 간편합니다.

집에 늘 갖춰 두고 끼니마다 꾸준히 활용해 보세요.

① 찐 콩 - 샐러드나 요거트 위에 더하는 단백질 토핑

콩은 양질의 단백질 공급원일 뿐만 아니라 혈당 상승을 억제해 주고 식이섬유, 비타민, 미네랄도 풍부합니다. 동맥경화에는 칼슘 부족으로 발생하는 유형이 있는데, 콩에 함유되어 있는 칼슘은 이를 예방하는 데에도 도움이 됩니다.

예전에는 마른 콩을 일일이 불리고 삶아야 했지만, 요즘은 바로 먹을 수 있는 찐 콩 제품을 마트나 편의점에서 손쉽게 구할 수 있으니 훨씬 간편해졌습니다. 샐러드나 요거트, 수프 위에 그대로 올려 먹기만 해도 제법 든든한 한 끼가 되지요.

또한 두부, 콩비지, 두유처럼 콩으로 만든 가공식품도 부담 없이 즐기기에 제격입니다.

최근에는 식감이 고기와 비슷한 콩고기 제품도 다양하게 나와 있으니, 고기 섭취를 줄이고 싶을 때 적극적으로 활용해 보세요.

② 고등어 통조림 - EPA·DHA 듬뿍, 좋은 지방산을 간편하게

생선을 자주 먹고 싶지만 손질과 냄새, 뒷정리가 번거롭다는 고민, 한 번쯤 해 보셨지요?

이럴 때는 양념하지 않고 물에 삶은 고등어 통조림이 유용합니다. 각종 찌개, 수프, 샐러드, 덮밥 등에 두루 활용할 수 있고, 국물까지 함께 먹으면 단백질과 더불어 좋은 지방산인 EPA와 DHA를 효과적으로 섭취할 수 있다는 장점이 있지요.

요즘은 정어리 통조림도 쉽게 구할 수 있는데, 단백질은 고등어보다 조금 적지만 EPA 함량이 특히 높아 혈관 건강에 도움이 됩니다.

③ 찰보리 - 포만감을 높여 주는 '밥파'의 든든한 아군

"밥만은 절대 끊을 수 없다."

이런 분에게 찰보리는 든든한 구원투수 같은 존재입니다.

찰보리는 보리의 한 종류로 비타민, 미네랄, 단백질이 균형 있게 들어 있습니다. 식이섬유는 흰쌀의 약 25배지만 칼로리는 절반 수준에 불과합니다. 톡톡하면서 쫀득한 식감 덕분에 포만감도 오래가 주식으로 먹기에도 손색이 없지요.

찰보리는 샐러드나 수프의 토핑으로 곁들여도 잘 어울립니다. 삶아서 사용하는 방법도 좋지만 바로 먹을 수 있는 제품이나 냉동 찰보리 제품도 많아져 준비 과정의 부담이 크게 줄었지요. 부담 없이 사용해 보시기 바랍니다.

참고로 저는 집에서 카레라이스를 만들 때 흰쌀 대신 찰보리와 찐 콩을 넣습니다. 당질과 지방이 많은 일반 카레라이스에 비해 식이섬유와 단백질 비율이 높아지고 식감도 훌륭해 맛과 건강을 동시에 챙길 수 있지요.

한 가지 팁을 더하자면, 카레는 밀가루 함량을 최소화한 '수프 카레'를 추천합니다. 당질과 칼로리를 함께 줄이면서도 풍

미는 그대로 살릴 수 있어 혈관과 체중 관리에 더없이 유리한

선택이지요.

술은 즐기는 것이지
마시는 것이 아니다

"불룩한 배는 맥주 때문이다."

이렇게 생각하는 분들이 많습니다. 분명 일본주나 맥주, 와인 등의 발효주에는 당질이 들어 있지만, 실제로 그 양은 생각만큼 많지 않습니다.

술은 건강에 해롭다는 인식이 강하지만, 일부 연구 결과를 보면 술을 전혀 마시지 않는 사람보다 적당히 마시는 사람이 오히려 뇌경색 발생률이 낮다고 합니다. 심지어 적당한 음주는 심장 질환 예방에 어느 정도 도움이 된다는 보고도 있지요.

물론 이는 어디까지나 '적당량'에 한정된 이야기이고 과도

한 음주는 절대 금물입니다. 아무리 당질이 적은 술이라도 양이 많아지면 총칼로리와 당질 섭취량이 크게 늘어날 수밖에 없으니까요.

중요한 것은 '적당량을 지키며 즐긴다'는 마음가짐입니다. 과음은 피하고 일주일에 하루 정도는 금주일을 정해 두면 좋겠습니다. 술과 건강하게 지내려면 먼저 자신의 마시는 습관을 점검하고 균형을 유지하려는 태도에서 출발해야 합니다.

참고로 일본 고혈압학회에서 제시하는 가이드라인에 따르면 남성의 하루 적정 음주량은 대략 맥주 중간병 1병(약 500밀리리터), 일본주 1홉(약 180밀리리터), 소주 반 홉(90밀리리터) 미만, 와인 2잔 정도라고 합니다. 여성은 이의 절반 수준에서 제한하기를 권장하고 있습니다.

과식한 만큼 운동량도 늘린다

148쪽에서 소개했던 식후 30분에서 한 시간 사이에 하는 '5분 좀비 체조'를 기억하시나요?

저는 저녁 식사 후 운동을 '없었던 일 운동'이라고 부르며 아주 중요하게 생각합니다. 조금 과식한 날이라도 그만큼 몸을 움직여 에너지를 쓰면 어느 정도는 '없었던 일'이 되니까요.

그러니 평소보다 식사량이 많았다면 그날은 좀비 체조를 10~15분 정도로 늘려 보세요.

좋아하는 음악을 틀고 리듬에 맞춰 움직이거나, TV를 보면서 가볍게 움직이다 보면 시간이 금세 지나갈 것입니다.

저녁 식사 때 피해야 할 습관

아깝다고 다 먹기

혈관의 노화를 막고 싶다면 '남기면 아깝다'는 생각은 잠시 내려놓는 편이 좋습니다.

반찬을 모두 비워야 마음이 편하다면 애초에 작은 그릇을 사용하세요. 혹은 한 번에 담는 양을 줄여서 먹는 것이 현명하겠지요. 억지로 접시를 비울 필요는 없습니다. 남은 음식을 잘 보관해 두었다가 다음 날 새로운 요리로 활용해도 충분합니다.

외식할 때에도 "밥은 반만 주세요", "빵은 괜찮아요"처럼 주문 단계에서 양을 미리 조절해 두면 과식을 줄이는 데 큰 도움이 됩니다.

저 역시 레스토랑에서 풀코스 디너를 즐길 때는 서빙된 음식을 남김없이 먹습니다. 그 대신 '저녁은 아침부터 시작된다'는 생각으로 하루 전체 칼로리를 조절하지요. 아침은 채소 주스로 가볍게, 점심은 채소가 풍부한 수프나 샐러드로 구성해 두고, 저녁에 다소 과한 식사를 하더라도 하루의 총섭취량이 늘지 않도록 미리 조정합니다.

이처럼 하루 전체의 섭취 칼로리와 소비 칼로리를 함께 관리하는 것입니다. 그러면 친구나 가족과 함께하는 저녁 식사

자리도 부담 없이 즐기면서 혈관과 체중 관리까지 놓치지 않을 수 있습니다.

목욕은 40℃ 물로
10분 전후가 최적

몸을 따뜻하게 데워 주는 목욕은 단순한 휴식이 아닙니다. 혈류를 개선해 혈관을 한층 더 젊게 만들어 주는 시간이기도 하지요.

따뜻한 물에 몸을 담그면 혈관이 확장되고 '혈관 회춘 물질'로 알려진 일산화질소 분비도 활발해집니다. 게다가 꾸준히 목욕하는 사람은 야간 혈압이 낮게 유지되는 경향이 있다는 연구 결과도 있으므로, 밤 시간대 목욕은 혈관 건강에 특히 효과적인 습관이라 할 수 있습니다.

목욕을 하기에 가장 이상적인 시간은 취침 한두 시간 전입니다. 목욕으로 따뜻해진 피부에서 열이 서서히 밖으로 빠져

나가면서 심부 체온이 천천히 내려갈 때 자연스럽게 졸음이 몰려오기 때문이지요. 일반적으로 목욕 후 이런 체온 변화에 이르기까지 약 두 시간 정도가 걸린다고 합니다.

미국 텍사스대학교의 연구에 따르면 취침 한두 시간 전 40~42.5℃ 물에서 목욕을 하면 숙면을 취할 확률이 높아진다고 합니다.

예전에는 혈압 상승을 우려해 38~40℃의 미지근한 물이 권장되었지만, 최근에는 42℃ 안팎의 온도가 수면과 혈관 건강에 효과적이라는 의견이 많습니다. 단, 고혈압이 있다면 42℃ 이상의 뜨거운 물은 피하는 편이 안전합니다. 혈압이 급격히 치솟을 수 있기 때문입니다.

저는 40~41℃ 정도의 물에 10분 전후로 몸을 담그는 목욕법을 추천합니다. 이 정도면 수면의 질도 높아지고 복부 비만 개선과 혈관 건강에도 도움이 되지요. 하루의 피로도 자연스레 풀리고요. 욕조 안에서 잠시 호흡을 가라앉히면서 하루를 돌아보고 마음을 비우는 시간으로 활용해 보시기 바랍니다.

만약 욕조에 들어갈 시간 여유가 없다면 샤워하기 전에 1.5~3분 정도라도 좀비 체조를 해 보세요. 짧은 시간이라도 몸을 크게 움직이면 심부 체온이 올라가, 따뜻한 목욕을 했을 때와 비슷한 효과를 기대할 수 있습니다.

입욕 시 피해야 할 습관

갑자기 욕조에 뛰어들기

몸에 미리 따뜻한 물을 충분히 끼얹지 않은 채 갑자기 욕조에 들어가면 온도 변화로 인해 혈압이 급격히 올라갈 수 있습니다. 욕조에 들어갈 때는 물을 몸에 몇 번 끼얹은 뒤, 숨을 내쉬면서 천천히 몸을 담그며 몸을 적응시키는 것이 좋습니다. "하아~" 하고 소리를 내며 숨을 내쉬면 몸의 긴장이 풀리고 혈압 상승도 어느 정도 막을 수 있습니다.

또 욕조에서 나올 때도 갑자기 일어나는 행동은 피해야 합니다. 뜨거운 물속에 있다가 급히 일어나면 일시적인 혈압 변화와 어지러움 때문에 넘어지는 등의 사고가 생길 수 있습니다. 가급적 머리를 낮게 유지하고, 허리와 무릎을 완전히 펴지 말고 살짝 구부린 상태로 천천히 나오시기 바랍니다.

매일 숙면을 위한 초간단 체조

숙면을 취하려면 몸속 심부 체온이 내려가고, 반대로 손발과 얼굴 같은 말단 부위의 표면 체온이 올라가는 변화가 필요합니다. 손발이 차가울 때 쉽게 잠들지 못하는 이유가 바로 이 온도 조절이 잘되지 않기 때문이지요.

목욕을 마치고 침대에 누웠는데도 좀처럼 잠이 오지 않는다면 '숙면 체조'를 시도해 보세요. 이 간단한 체조는 일시적으로 팔다리 근육에 힘을 주었다가 풀어 주는 과정을 통해 혈류를 원활하게 만들고, 몸속 깊은 곳에 머물던 혈액을 손발 쪽으로 흘려보내는 역할을 합니다. 그 결과 심부 체온이 서서히 떨어지면서 자연스럽게 졸음이 찾아오지요.

01

침대 위에 무릎을 세우고 앉
아 양쪽 다리를 두 팔로 감싸
안고, 20초 동안 다리를 힘껏
끌어안은 채 유지한다.

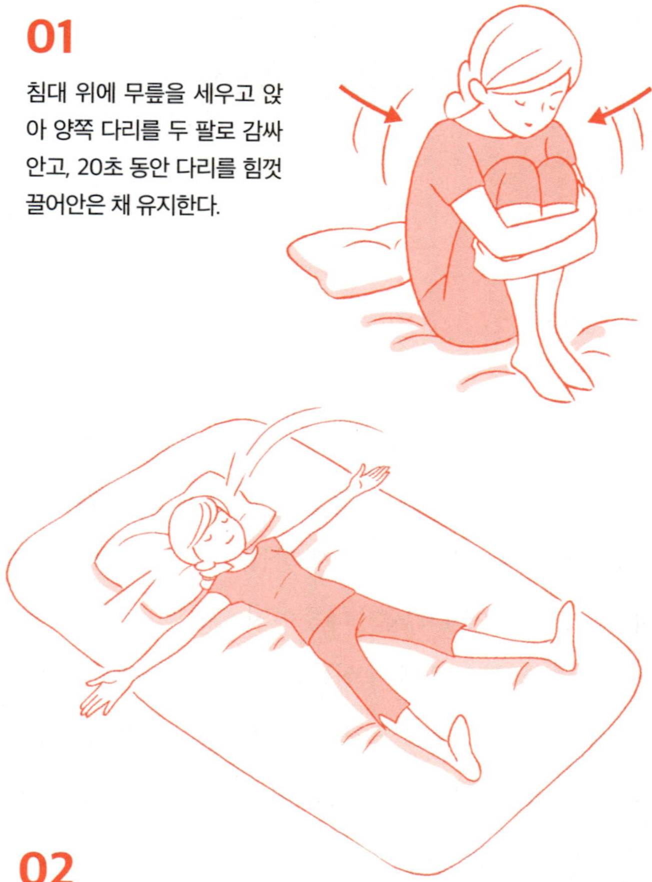

02

팔다리를 한꺼번에 활짝 벌려 큰대자 모양이 되도록 하며,
온몸의 긴장을 한꺼번에 확 푼다.

잠들기 전 2~3회만 반복해도 몸의 긴장이 풀리면서 전보다 한결 편안하게 잠드는 경험을 하실 수 있을 겁니다.

취침 전 피해야 할 습관

잠들기 직전의 과도한 수분 보충

열사병이나 혈액 농축이 걱정되어 잠들기 직전에 물 한 잔을 꼭 마시는 분들이 많습니다. 하지만 이때 마신 물 때문에 밤중에 화장실에 가고 싶어져 자꾸 잠에서 깨면, 전체 수면 구조가 깨지고 오히려 피로가 더 쌓일 수 있습니다.

잠들기 직전에 많은 양의 물을 마시면 요의 때문에 수면이 방해될 뿐 아니라, 화장실에 가는 도중에 넘어질 수도 있습니다. 겨울철에는 찬 공기에 갑자기 노출되면서 혈압이 급상승하는 위험도 커질 수 있습니다.

수면 중에 어느 정도 땀을 흘리는 건 사실이지만 건강에 지장을 줄 정도는 아니니 걱정하지 마세요. 정말 목이 마를 때는 한두 모금 정도만 마시고, 본격적인 수분 보충은 아침 기상 후로 미루는 편이 안전합니다.

하루 일과 중
수면 시간부터 정하라

젊음을 꾸준히 지키고 싶다면 하루 일곱 시간 정도의 수면 시간을 확보해 두는 게 좋습니다.

바쁠수록 잠을 줄여 시간을 벌고 싶어지지만, 의학적 관점에서는 오히려 그럴 때일수록 수면을 최우선으로 챙겨야 합니다.

다음 날 일정이나 계획을 세울 때 몇 시부터 몇 시까지 잘지를 먼저 결정해 두세요. 그리고 나머지 시간에 그날의 업무나 약속, 취미 활동 등을 채워 넣는 겁니다. 이렇게 순서를 바꾸면 수면 시간을 확실히 확보할 수 있습니다. 만약 밤에 충분히 자지 못했다면 낮 동안 10~15분의 짧은 낮잠으로 보충

해도 괜찮습니다.

중장년층에 이르면 '예전만큼 오래 못 잔다', '잠이 얕아졌다'라는 고민이 많아집니다. 하지만 걱정하지 마세요. 대개는 몸이 고장 나서가 아니라 자연스러운 노화 과정의 일부입니다. 나이가 들면 누구나 수면 시간이 줄어들고 밤에 여러 번 깨거나 이른 아침에 일찍 눈이 떠지는 경우가 많아집니다.

이상적으로는 일곱 시간 수면을 권하지만, 실제로 그보다 조금 부족해도 괜찮습니다. 깊은 잠과 얕은 잠은 밤새 주기적으로 반복됩니다. 본인은 '거의 못 잤다'고 느껴도 실제로는 생각보다 더 깊이 잔 경우가 적지 않습니다.

사람마다 필요한 수면 시간도 다릅니다. 대여섯 시간만 자도 다음 날 몸이 가볍고 기분이 상쾌하다면 그 사람에게는 충분한 수면이라는 뜻입니다.

다만 낮 동안 이유 없이 계속 졸리거나 의욕이 떨어지고 무기력감이 이어진다면, 수면 부족이나 수면의 질 저하를 의심해 볼 필요가 있습니다. 이럴 때는 앞에서 소개한 세 가지 방법을 실천하길 권합니다.

· 습관 1 기상 직후 커튼부터 열어라
· 습관 15 목욕은 40℃ 물로 10분 전후가 최적

그래도 낮 시간 졸림과 피로가 지속된다면, 수면무호흡증이나 다른 수면장애 가능성을 염두에 두고 전문 클리닉에서 검사를 받아 보시길 바랍니다.

9장

기적의 혈관 다이어트

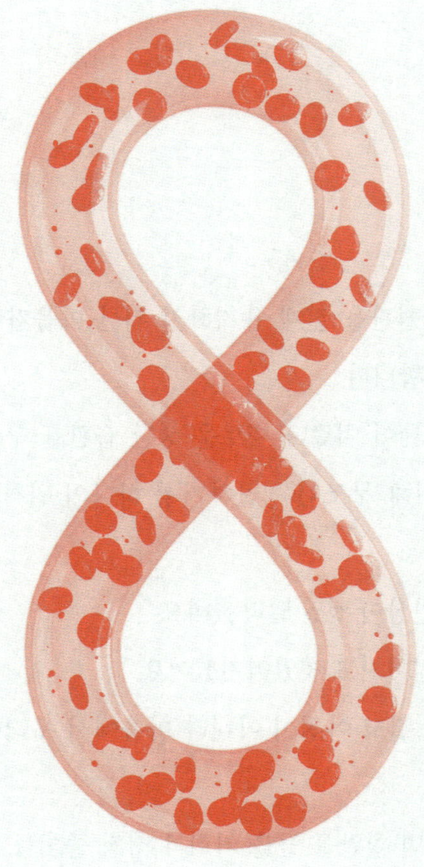

마인드 컨트롤 5가지

칭찬해 주는 사람을 곁에 둬라

마지막으로 혈관을 젊게 유지하기 위한 마음가짐에 관해 이야기하고자 합니다.

저는 환자분들이 치료나 새로운 생활 습관을 꾸준히 이어 가도록 돕기 위해 '무조건 칭찬하기'를 하나의 원칙으로 삼고 있습니다.

"살 빠져서 인상이 정말 달라졌네요."

"요즘 훨씬 젊어지고 멋있어지셨어요."

이런 말들은 결코 아첨이 아니라 마음에서 우러나오는 말들입니다.

중장년이 되면 칭찬을 들을 기회가 점점 줄어듭니다. 그럴

수록 곁에서 나를 진심으로 인정하고 칭찬해 주는 사람이 한 명만 있어도, 일상에서 버틸 힘이 훨씬 커지지요.

가족이나 친구가 눈에 띄게 젊어지고 건강해지는 모습을 보면 그 자체만으로도 기쁠 뿐 아니라 '나도 뒤처질 수 없겠다'는 마음이 생겨 함께 건강한 습관을 실천하게 됩니다.

서로에게 따뜻한 칭찬을 건네며 같이 젊고 건강해질 수 있다면, 그만큼 이상적인 변화도 없지 않을까요?

해야 하는 일의 수를 줄여라

이 책에서 소개한 건강 습관을 처음부터 전부 완벽하게 해내려고 애쓰지 마세요. 성실하고 책임감이 강한 사람일수록 '다 해야 한다'는 생각에 스스로를 더 몰아붙이곤 합니다.

모든 걸 해내야만 한다고 믿다 보면, 조금만 잘 안되어도 '내가 부족해서 그렇다'는 식으로 자신을 과하게 탓하게 됩니다. 그러다 보면 스트레스가 점점 쌓이고, 어느 순간에는 노력할 힘마저 바닥나 버리기 십상이죠.

일상에서도 마찬가지입니다. 자신에게 너무 엄격해지지 마세요.

마음에 걸리는 일들이 머릿속에 10개쯤 떠오른다면 그중

6개만 하겠다고 정해 보세요. 막상 줄여 보면 '생각보다 별 차이 없네' 하는 느낌이 들면서 마음에 여유가 생길 겁니다.

이 책에서 소개한 습관들도 마찬가지입니다. 스스로 '이건 해 볼 만하다', '이건 해 보니 꽤 즐겁다'라고 느껴지는 것부터 가볍게 시작해 보세요. 즐겁다고 생각되는 범위 내에서 실행해 나가는 것이 가장 좋습니다. 그중 한두 가지만 꾸준히 이어 간다면, 그것만으로도 이미 성공한 것입니다.

화가 나면
숨을 쉬어라

　타인으로 인한 스트레스는 부정적인 생각에 빠지게 만드는 커다란 요인 중 하나입니다.

　가족이나 직장 동료 같은 가까운 사람에게 답답함이나 불만을 느끼는 일은 누구에게나 일어나지요. 이럴 때 스트레스를 덜 받는 요령은 '상대를 바꾸려 하지 않는 것'입니다.

　바꿔야 할 대상은 언제나 자기 자신입니다.

　타인은 내 뜻대로 움직여 주지 않기 때문에, 억지로 바꾸려 들수록 상처와 스트레스만 남기 마련입니다. 차라리 그 에너지를 자기 자신을 다독이고 조절하는 쪽으로 쓰는 편이 훨씬 이롭지요.

예컨대 시간 약속에 느긋한 사람이나 정리정돈이 서툰 사람에게 "왜 그것도 못하냐"라고 따지기보다, "세상에는 그런 사람도 있지" 하고 한발 물러서서 받아들이는 겁니다.

짜증이나 분노가 혈관을 늙게 만드는 요인이라는 사실, 알고 계셨나요? 흔히 화가 치밀면 '피가 머리끝까지 솟는다'고 표현하는데, 이는 단순한 과장이 아닙니다. 흥분하면 혈압이 급격히 오르고 심박수가 빨라지면서 혈관뿐 아니라 심장과 뇌에도 부담이 커지지요.

짜증이나 분노, 스트레스를 느낄 때는 호흡이 짧고 얕아지고 숨 고르기가 되지 않아 횟수만 늘어나는 경향이 있습니다. 이렇게 흐트러진 호흡은 불안감을 더 키우고 몸과 마음이 동시에 긴장하는 악순환으로 이어지기 마련입니다.

이럴 때는 '릴랙스 복식호흡'을 시도해 보세요.

코로 천천히 숨을 깊게 들이마신 뒤, 배가 납작해진다는 느낌으로 입을 통해 길게 숨을 내쉬는 복식호흡을 반복하면 스트레스로 굳어 있던 근육이 조금씩 풀어지기 시작합니다. 몸이 먼저 이완되면 마음도 자연히 가벼워지지요.

참고로 간단한 좀비 체조를 실천해도 이와 비슷한 안정 효과를 기대할 수 있습니다.

01

등을 곧게 세우고 의자에 앉는다. 배꼽 아래에 양손을 올려 둔다. 배가 천천히 부풀어 오르도록 4초 동안 코로 숨을 들이쉰 다음, 그 상태로 2초간 숨을 멈춘다.

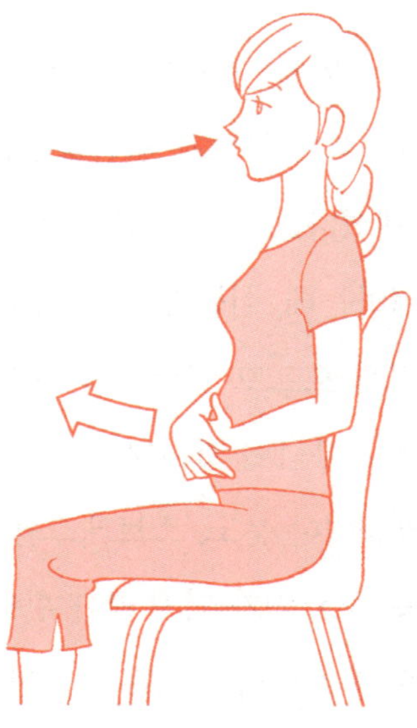

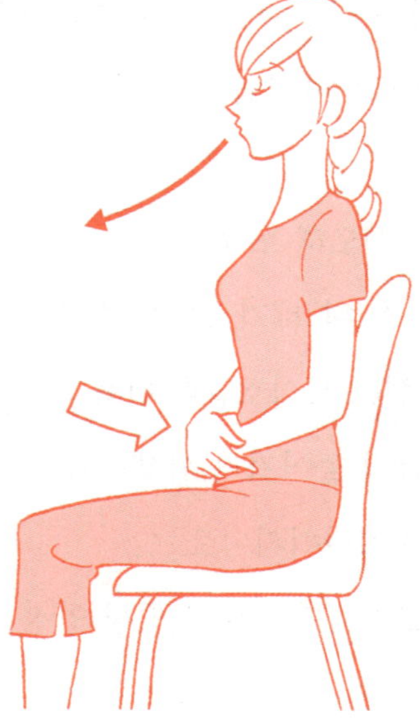

02

이번에는 배를 서서히 집어넣으면서 8초 동안 입술을 오므린 채 천천히 숨을 내쉰다. 01과 02를 1세트로 하여 2~3회 반복한다.

숨을 들이쉴 때는 상체를 약간 뒤로 기울이고, 내쉴 때는 몸을 가볍게 앞으로 숙이면 이완 효과가 한층 더 높아진다.

그래도 화가 나면 메모를 하라

릴랙스 복식호흡이나 좀비 체조를 해도 분노가 가라앉지 않을 때는 종이에 직접 메모를 해 보세요.

왜 화가 났는지, 상대가 어떤 행동을 했는지, 그때 나는 어떻게 느꼈는지 하나씩 적어 보는 겁니다. 이때는 스마트폰보다는 종이와 연필을 사용하는 편이 좋습니다. 손을 움직여 글자를 적는 행위 자체가 상황을 객관적으로 바라보고 감정을 진정시키는 데 도움이 됩니다.

시간이 지난 뒤 메모를 다시 읽어 보면 '생각보다 큰일이 아니었네, 그냥 넘겨도 되겠다' 하는 마음이 들기도 합니다. 상황을 조금 더 객관적으로 바라보게 되면서 '앞으로 이런 상황

에서는 이렇게 대응해야지' 같은 나름의 대처 전략도 세울 수
있지요.

나보다 어린 사람들과
소통하라

누군가와 만나고 밖으로 나가 작은 경험이라도 쌓으면, 그 자체로 마음에 활력이 생깁니다. 가능하면 자신보다 젊은 사람들과 적극적으로 어울려 보기를 권합니다.

'이제 나이도 있는데⋯⋯' 하는 마음이야말로 몸과 마음을 늙게 만드는 가장 큰 요소임을 잊지 마세요. 젊은 세대와 섞여 새로운 이야기를 듣고 익숙하지 않은 세계를 접하다 보면, 잃어버렸다고 여겼던 의욕이 자연스레 되살아나기도 합니다.

주변에 젊은 사람이 없다면 자녀나 손주와 시간을 더 많이 보내 보세요. 젊은 배우나 가수, 운동선수의 팬이 되어 보는 것도 좋습니다.

앞에서도 설명했듯이, 우리가 무언가에 가슴이 두근거릴 때 몸에서 '혈관 회춘 물질'로 불리는 일산화질소가 활발히 분비됩니다.

매일 비슷하게만 흘러가는 일상에서 살짝 벗어나, 설렘을 느끼게 해 줄 관계를 만들어 보세요. 그 작은 설렘이 혈관과 마음을 함께 젊어지게 하는 힘이 되어 줄 겁니다.

부디 혈관부터
챙겨야 합니다!

지금까지 혈관 다이어트가 우리 건강에 왜 중요한지, 우리 몸을 어떻게 젊게 만드는지, 그리고 일상생활에서 간단히 혈관을 젊게 만드는 22가지 루틴까지 함께 살펴보았습니다.

이제부터 중요한 것은 '얼마나 많이 알고 있는가'가 아니라 '오늘 그중 무엇을 하나라도 실천했는가'입니다. 모든 걸 한꺼번에 해내려 하기보다, 지금 마음이 끌리는 습관 하나를 골라 오늘 바로 시작해 보세요. 그 한 걸음을 내딛는 순간, 당신의 혈관은 이미 어제보다 젊어지기 시작할 테니까요. 작은 변화를 즐기며 매일 조금씩 이어 가 보시기 바랍니다. 그러다 보면 어느 날 문득, 달라진 몸과 마음을 스스로 느끼게 될 겁니다.

마지막으로 한 가지 당부드리고 싶습니다.

'100세 시대'라는 말이 낯설지 않은 지금, 몇 살이 되어도 활기차게 살아갈 힘이 그 어느 때보다 중요해졌습니다. 언젠가 인생의 마지막 장을 맞이할 때, 우리가 가장 소중히 해야 할 것은 건강하게 자기 수명을 다하는 삶일 테지요. 팬데믹을 지나며 이 사실을 절실히 느끼신 분들도 많으실 겁니다.

'건강수명'이라는 말을 들어 보셨을 겁니다. 평균수명에서 누워 지내거나 요양이 필요한 기간을 제외한, 다시 말해 스스로 일상생활을 영위할 수 있는 기간을 뜻합니다.

세계보건기구의 2023년 세계 보건 통계에 따르면 일본인의 건강수명은 남성 72.6세, 여성 75.5세로 모두 세계 1위를 기록했습니다. 세계 1위는 굉장한 일이지만, 막상 숫자로 놓고 보면 의외로 짧다고 생각하지 않으셨나요? 참고로 일본 후생노동성이 발표한 2021년 평균수명은 남성 81.47세, 여성 87.57세입니다.

많은 분이 평균수명을 보며 '아직 시간이 많이 남았다'고 생각하지만 사실 이는 착각입니다. 평균수명은 '0세 시점의 평균 여명'을 의미할 뿐 '건강하게 살 수 있는 나이'를 뜻하진 않으니까요. 실제로 평균수명과 건강수명 사이에는 남성 약 9년(8.87년), 여성 약 12년(12.07년)의 차이가 존재합니다. 즉, 이 기간만큼은 크든 작든 어떤 제약을 안고 살아가야 한다는 뜻이지요.

평균수명과 건강수명 사이의 간격을 좁히는 것, 그것이 앞으로 우리가 풀어야 할 과제입니다. 그 열쇠는 무엇일까요? 바로 혈관의 젊음입니다. 이 점을 꼭 기억해 주세요.

이 책이 코로나 이후 시대를 살아가는 여러분께 건강한 일상을 지키는 든든한 지침서가 되기를 바랍니다.

매끈한 피부부터 요요 없는 다이어트까지

젊어지는 스위치를 켜라

인쇄일 2026년 2월 2일
발행일 2026년 2월 9일

지은이 이케타니 도시로
옮긴이 나지윤
펴낸이 유경민 노종한
기획마케팅 1팀 우현권 이상운 **2팀** 최예은 전예원 김민선
디자인 남다희 허정수
기획관리 차은영
펴낸곳 향기책방
출판신고번호 2025-000075
주소 서울시 마포구 동교로17안길 51 유노빌딩 3~5층
전화 02-323-7763 **팩스** 02-323-7764 **이메일** info@uknowbooks.com

ISBN 979-11-992695-2-1 (13510)

- — 책값은 책 뒤표지에 있습니다.
- — 잘못된 책은 구입한 곳에서 환불 또는 교환하실 수 있습니다.
- — 유노북스, 유노라이프, 유노책주, 향기책방은 유노콘텐츠그룹 주식회사의 출판 브랜드입니다.